临床实习指导手册丛书

U0783684

临床护理实习指导手册

主　编　杨运霞　苟　敏　包龙梅

副主编　鲁　娟　杨婷莉　阮　婷　段蔚琨

编　者　(按姓氏笔画为序)

包龙梅　安康职业技术学院
兰　媚　安康市人民医院
向　阳　安康职业技术学院
刘　霞　安康市人民医院
刘真羽　安康市人民医院
阮　婷　安康市中心医院
杨运霞　安康职业技术学院
杨婷莉　安康职业技术学院
张　梅　安康市中心医院
苟　敏　安康职业技术学院
范勤琴　安康市中心医院
柯亚萍　安康市中心医院
段蔚琨　安康市人民医院
鲁　娟　安康职业技术学院
鲁慧玲　安康职业技术学院
蔡　萌　安康市人民医院

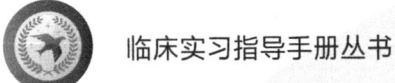

華中科技大學出版社
http://www.hustp.com
中国·武汉

内 容 简 介

本手册为临床护理实习指导手册，共分为六章，包括护理学基础、健康评估、外科护理、妇产科护理、儿科护理及急危重症护理六项专业的操作技能，每项操作规范了目的、要点、注意事项，强调了对患者的评估和与患者的交流，以此提高护理专业学生的操作技能。

本手册供三年制大专、五年制大专、三年制中专护理和助产专业学生在校实训操作时同步配套使用，也供学生进入临床毕业实习中使用，还可作为护理、助产专业人员的培训和参考用书。

图书在版编目(CIP)数据

临床护理实习指导手册/杨运霞，苟敏，包龙梅主编. —武汉：华中科技大学出版社，2019.6(2024.6 重印)
ISBN 978-7-5680-5213-9

Ⅰ.①临…　Ⅱ.①杨…　②苟…　③包…　Ⅲ.①护理学-实习-手册
Ⅳ.①R47-62

中国版本图书馆 CIP 数据核字(2019)第 094783 号

临床护理实习指导手册　　　杨运霞　苟　敏　包龙梅　主编
Linchuang Huli Shixi Zhidao Shouce

策划编辑：史燕丽
责任编辑：曾奇峰
封面设计：刘　婷
责任校对：阮　敏
责任监印：周治超
出版发行：华中科技大学出版社(中国·武汉)　　电话：(027)81321913
武汉市东湖新技术开发区华工科技园　　邮编：430223
录　　排：华中科技大学惠友文印中心
印　　刷：武汉邮科印务有限公司
开　　本：850mm×1168mm　1/32
印　　张：6
字　　数：162 千字
版　　次：2024 年 6 月第 1 版第 2 次印刷
定　　价：38.00 元

前　言

护理学是整个医学教育的组成部分之一，承担着促进健康、预防疾病、恢复健康、减轻痛苦的任务，在整个医疗工作中发挥着不可替代的作用。为了适应我国护理学教育改革的需要，加快护理专业实用型人才培养的步伐，比较系统地掌握护理学基础和基本实践技能，加强临床实习护士的规范管理和业务指导尤为重要。为提高实训操作的规范性、统一性和先进性，我们对护理操作带教流程和标准逐项优化，参考国家最新标准，在调研的基础上，组织编写了《临床护理实习指导手册》，作为护理、助产专业学生临床阶段的学习指导，以此提高学生临床实习环节的操作技能，突出学生动手能力的培养，体现岗位特色，达到专业与社会需求"零距离"、学习与岗位要求"零距离"。

本书包括护理学基础、健康评估、外科护理、儿科护理、妇产科护理及急危重症护理六项专业的操作技能，每项操作既规范了目的、要点、注意事项，又强调了对患者的评估和与患者的交流，将人文关怀融入操作的全过程，有利于全面提高护生的实训操作能力和尊重关爱患者的职业素养，使患者得到高质量护理服务。

本手册供三年制大专、五年制大专、三年制中专护理及助产专业学生在校实训操作时同步配套使用，供学生在临床实习中使用，也便于护理专业人士及相关人员的培训和参考。

本手册在编写过程中得到了安康市中心医院、安康市人民医院护理部领导和教师的大力支持，参考了国内出版的有关教材和文献，在此一并致谢。

由于编写经验不足，教材中难免存在疏漏和不当之处，恳请同行专家在使用过程中提出宝贵意见。

杨运霞

2019 年 1 月

目　　录

第一章　护理学基础

实训一　铺备用床

【目的】

保持病室整洁，准备接收新患者。

【准备】

1. 环境准备　病室通风良好，无患者进餐或接受治疗。

2. 护士准备　着装整洁，洗手、戴口罩，取下手表；护士应熟知铺床中运用的人体力学的原理，做到节时省力。

3. 用物准备

（1）治疗车上层：床褥、枕芯、棉胎或毛毯、床刷及湿性消毒套、大单、被套、枕套，将各单按正确方法折叠，另备手消毒液。

（2）治疗车下层：医疗垃圾桶。

【操作步骤】

1. 评估准备　评估环境，检查床单位，按使用顺序准备用物并携至床旁。

2. 移开床旁桌椅　移开床旁桌，离床约 20 cm；移开床旁椅至床尾正中，离床约 15 cm，避免多次走动。

3. 翻扫床垫　根据需要翻转床垫，避免床垫局部经常受压而凹陷。从床头向床尾扫床垫，床刷向外扫。扫毕取下床刷套放于治疗车下层医疗垃圾桶内，床刷放于治疗车下层待消毒。

4. 铺平床褥　将床褥与床头中线对齐平放于床垫上，下拉至床尾，铺平床褥。

5. 铺大单

（1）取大单放于床褥上，大单中线对齐床中线，分别向床头、床尾散开。

（2）先铺近侧床头大单：一手托起床垫一角，另一手伸过床头中线将大单塞入床垫下，在距床头约 30 cm 处，向上提起大单边缘，使其与床边垂直，呈三角形。以床沿为界限，将三角形分成两半，上半三角形暂时放在床上，先将下半三角形平整地塞入床垫下，再将上半三角形平整地塞入床垫下。

（3）至床尾将大单拉紧，对齐床中线，同上述方法铺好床尾大单。

（4）两手将大单中部和边缘拉紧，平整地塞入床垫下。

（5）转至对侧，同法铺好对侧大单。

（6）注意事项：铺大单时应先铺床头后铺床尾，先铺近侧后铺对侧。

6. "S"形套被套

（1）将被套齐床头放置，被套正面向外展开，中线与床中线对齐，开口端向床尾。

（2）将被套尾部开口端的上层打开至 1/3 处。

（3）将"S"形折叠的棉胎放入被套尾端的开口处，底边与被套开口边缘平齐。

（4）拉棉胎上缘至被套封口端，对好两上角，棉胎向两侧展开，平铺于被套内，至床尾逐层拉平盖被，尾端开口用系带系好。

（5）盖被上端与床头平齐，两侧边缘向内折与床边缘平齐，尾端向下折叠齐床尾。

（6）注意事项：棉胎上端应与被套封口处平齐，保持被头充实，使患者舒适。

7. 套枕套 将枕套套于枕芯上，四角充实并拍松。将枕头平放于床头，枕套开口侧背门。

8. 移回桌椅 将床旁桌椅移回原处，动作轻稳。

9. 整理洗手 整理床单位，洗手。铺好后的备用床如图 1-1 所示。

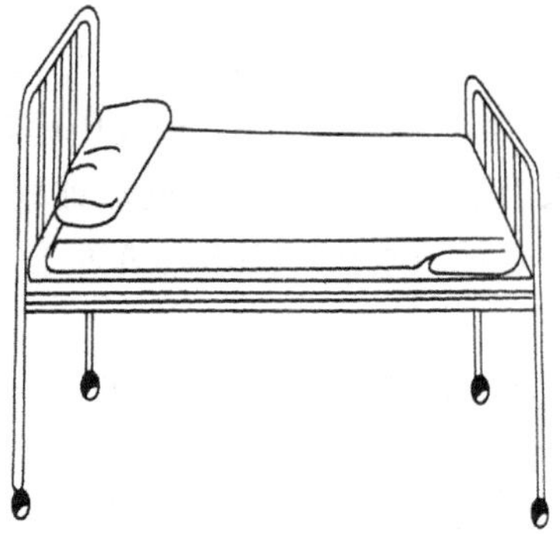

图 1-1　备用床

【注意事项】

（1）患者进餐或接受治疗时暂停铺床。

（2）操作中动作轻稳，避免尘埃飞扬。

（3）操作中注意节时省力，上身直立、两腿前后分开，扩大支撑面，避免多余无效的动作，减少走动次数。

（4）操作中避免患者和护理人员受交叉感染。

（苟敏　杨运霞）

实训二　铺暂空床

【目的】

保持病室整洁，供新入院或暂离床活动的患者使用。

【准备】

1. 环境准备　同铺备用床。

2. 护士准备　同铺备用床。

3. 用物准备　同铺备用床，必要时备橡胶中单和中单。

【操作步骤】

1. 铺前准备　同铺备用床的步骤 1、2。

2. 整理盖被　将铺好的盖被上端向内折 1/4，再扇形三折于床尾，并使各层平齐。

3. 铺橡胶中单和中单 将橡胶中单和中单置于距床头 45～50 cm 处，并使其中线与床中线对齐。橡胶中单和中单边缘下垂部分一起平整地塞入床垫下。转至对侧，同法铺好橡胶中单和中单。根据患者的病情决定铺放橡胶中单和中单的位置，避免污染床单和床褥。

4. 其余操作 同铺备用床，铺好后的暂空床如图 1-2 所示。

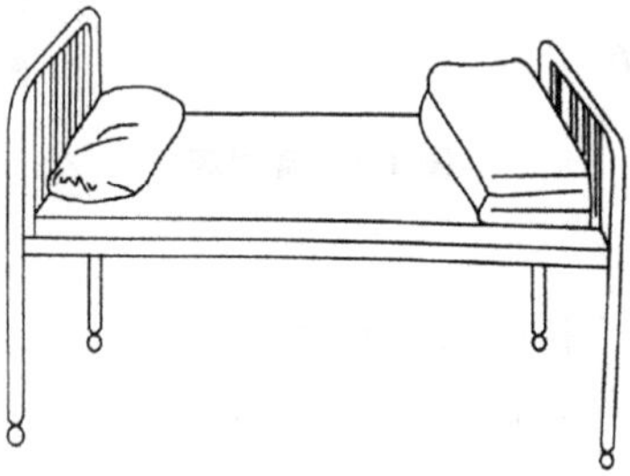

图 1-2 暂空床

【注意事项】

同铺备用床。

(荀敏 杨运霞)

实训三 铺麻醉床

【目的】

(1) 便于接收和护理麻醉术后患者。

(2) 避免床上用物被血渍、呕吐物、伤口渗液或排泄物等污染，便于更换。

(3) 使患者舒适、安全，预防并发症。

【准备】

1. 环境准备 同铺备用床。

2. 护士准备 同铺备用床。

3. 用物准备

（1）床上用物：同铺备用床，另加橡胶中单和中单各2条。

（2）麻醉护理盘：无菌治疗巾内置开口器、压舌板、舌钳、牙垫、治疗碗、镊子、输氧导管或鼻塞管、吸痰导管、纱布数块。无菌治疗巾外放血压计、听诊器、护理记录单和笔、弯盘、棉签、胶布、手电筒、别针。

（3）其他：输液架，根据需要备吸痰装置、给氧装置、胃肠减压器、引流袋等。

【操作步骤】

1. 铺近侧大单　按铺备用床的步骤1至步骤5铺近侧大单。

2. 铺橡胶中单和中单　根据患者的麻醉方式、手术或伤口部位铺橡胶中单和中单。

（1）首先铺床中部的橡胶中单和中单，使近侧橡胶中单和中单上端距床头45～55 cm，分别对好中线，铺在床中部，将边缘平整地塞入床垫下。

（2）根据病情可将另一橡胶中单和中单铺在床头或床尾。铺在床头时，齐床头，下端压在中部的橡胶中单和中单上，边缘平整地塞入床垫下。铺在床尾时，下端齐床尾，上端压在中部的橡胶中单和中单上。

（3）转至对侧用同样的方法铺好大单、橡胶中单和中单。

（4）注意：颈胸部手术应将橡胶中单和中单铺在床头；腹部手术铺在床中部；下肢手术铺在床尾。

3. 套被套　按铺备用床的方法套好被套。

4. 整理盖被　盖被上端与床头平齐，两侧内折与床边缘对齐，尾端内折与床尾平齐。将盖被扇形三折于一侧床边，开口朝向门。

5. 套枕套　套好枕套并拍松枕头横立于床头，开口侧背门，可防止患者因躁动撞伤头部。

6. 移回桌椅　移回床旁桌，床旁椅放在接收患者对侧床尾。麻醉护理盘放置于床旁桌上，其他物品按需要放置，以备需要或抢救、护理时及时取用。

7. 整理洗手 整理床单位，洗手。铺好的麻醉床如图 1-3 所示。

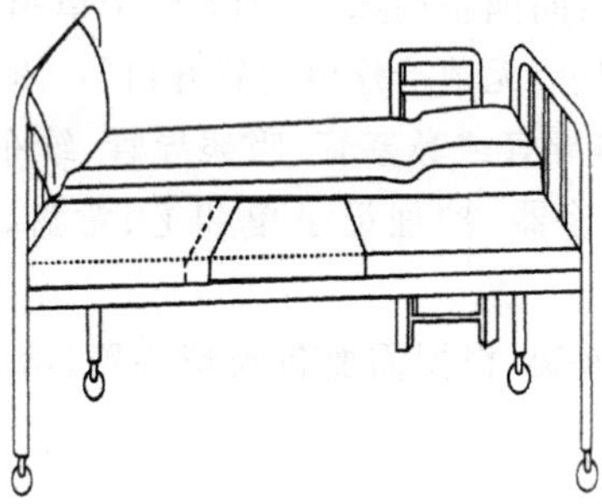

图 1-3 麻醉床

【注意事项】

(1) 同铺备用床。

(2) 铺麻醉床时应全部更换清洁的被单，保证术后患者舒适及预防感染。

(3) 中单要遮盖橡胶中单，避免橡胶中单与患者皮肤接触而引起不适。

(苟敏 杨运霞)

实训四 为卧床患者更换床单法

【目的】

(1) 保持病室和病床整洁、美观。

(2) 促进患者舒适，预防患者发生压疮等并发症。

【准备】

1. 环境准备 调节好室温，无患者进餐或接受治疗。

2. 护士准备

(1) 评估患者：病情、体重及配合程度；身上有无各种导管或伤口；肢体活动度。

(2) 着装整洁，洗手、戴口罩。

3. 用物准备

(1) 治疗车上层：清洁的大单、中单、被套、枕套、床刷及湿性消毒套，将各单按正确方法折叠，另备清洁衣裤、手消毒液。

(2) 治疗车下层：污物袋、生活垃圾桶、医疗垃圾桶、便盆及便盆巾。

4. 患者准备 患者及家属了解更换床单的目的和配合事项。

【操作步骤】

1. 核对解释 携用物至床旁，核对患者床号、姓名、腕带并向患者解释操作目的和注意事项，以取得配合。询问患者是否需要便器。适当关闭门窗，调节好室温，以防患者受凉。

2. 移开床旁桌椅 移开床旁桌，离床约 20 cm；移开床旁椅至床尾正中，离床约 15 cm，酌情拉起对侧床挡。

3. 更换床单 侧卧位更换床单法。

(1) 铺近侧床单

① 松开床尾盖被，将枕头移向对侧，协助患者背向护士侧卧；从床头至床尾松开近侧各层床单。将中单污染面向内卷塞于患者身下，扫净橡胶中单上的渣屑，将橡胶中单搭于患者身上；再将大单污染面向内卷塞于患者身下，扫净褥垫上的渣屑。

② 将清洁大单的中线与床中线对齐，正面向上铺在床褥上，将近侧大单展开，对侧一半大单正面向内卷塞入患者身下，按铺备用床法铺好近侧大单。

③ 放下橡胶中单，将清洁中单中线对齐铺于橡胶中单上，卷对侧中单塞于患者身下，将近侧橡胶中单、中单一起塞于床垫下。

(2) 铺对侧床单

① 请患者平卧，护士转向对侧，移枕头于患者头下并协助患者背向护士侧卧于铺好的清洁大单上。

② 松开各层床单，取出污中单放在床尾，扫净橡胶中单，搭于患者身上，将污大单卷起，连污中单一同放于污物袋内。

③ 采用湿式方法扫净床褥，取下床刷套放于治疗车下层医疗垃圾桶内，床刷放于治疗车下层待消毒。

④ 从患者身下取出清洁大单，展开拉紧铺好，再展开橡胶中单和中单并拉紧铺好。

⑤ 协助患者平卧。

4. 更换被套 铺清洁被套于污被套上，打开被套尾端开口，从污被套中取出棉胎（“S”形折叠）放于清洁被套内，取出的棉胎不能接触污被套外面。套好被套，棉胎上缘与被套封口端齐平，拉平棉胎与被套，并系上被套尾端带子。卷出污被套放于污物袋内。将盖被两侧边缘向内折叠与床平齐，尾端向下折叠齐床尾。

5. 更换枕套 一手托起患者头颈部，另一手取出枕头，换上清洁枕套并拍松，开口侧背门放回至患者头下。

6. 整理洗手 协助患者取舒适卧位，必要时拉起床挡，还原床旁桌椅，整理床单位，洗手。

【注意事项】

（1）操作中动作轻稳、节时、省力。不宜过多翻动和暴露患者，保护隐私，避免受凉；必要时拉起床挡，防止患者翻身时坠床。

（2）一般应每周更换1～2次，若有污染应立即更换。

（3）病床应用湿式方法清扫，一床一巾、一桌一抹布，禁止在病区、走廊地面上放置更换下来的衣、被，以防病原微生物的传播而引起交叉感染。

（4）操作中注意观察患者病情变化、皮肤及引流管情况，如有不适，应立即停止操作。

（苟敏　杨运霞）

实训五　运送患者法

一、轮椅运送法

【目的】

（1）护送不能行走但能坐起的患者入院、出院、检查、治疗或室外活动。

（2）帮助患者下床活动，促进血液循环和体力恢复。

【准备】

1. 环境准备　环境宽敞，无障碍物，地面防滑。

2. 护士准备

（1）评估患者：年龄、体重、病情、意识、躯体活动度、心理反应及配合程度。

（2）着装整洁，修剪指甲，洗手。

3. 用物准备　轮椅（检查性能），根据季节备毛毯、别针，需要时备软枕。

4. 患者准备　患者及家属了解轮椅运送法的目的、方法和注意事项，愿意配合操作。

【操作步骤】

1. 核对解释　核查轮椅性能及各部件完好，携用物至床旁，核对患者床号、姓名、腕带并向患者解释操作目的和注意事项，以取得配合。

2. 固定轮椅　将轮椅推至床尾，使椅背与床尾平齐，面向床头；翻起脚踏板，拉起车闸，固定车轮。

3. 铺好毛毯　天冷时，将毛毯单层两边平均地直铺在轮椅上，使毛毯上端高过患者颈部约 15 cm。

4. 扶患者坐起　将盖被扇形折叠至床尾，护士一手伸入患者颈肩下，另一手伸入患者的膝盖下，协助患者坐起，使其双脚垂于床沿，嘱其以手掌撑在床面维持坐姿，协助患者穿衣、穿鞋，以防着凉。

5. 协助患者坐入轮椅　请患者双手置于护士肩上，护士双手抱患者腰部，协助患者下床。告知患者用其近轮椅侧之手扶住轮椅外侧把手，转身坐入轮椅中，或由护士环抱患者，协助患者坐入轮椅中；翻下脚踏板，让患者双脚置于其上。患者如有下肢浮肿、溃疡等疾病，脚踏板上应垫软枕，以抬高双脚。

6. 包裹患者　将毛毯上端的边缘向外翻折 10 cm，围在颈部，用别针固定。用毛毯围着双臂做成两个袖筒，各用一别针在腕部固定，再用毛毯围好上身，并将双下肢和双脚包裹。

7. 运送 观察患者，确定无不适后，松闸，推患者去目的地。嘱患者扶着轮椅扶手，躯体尽量向后靠坐稳，不可前倾，不可自行站起或下轮椅。过门槛时，翘起前轮，避免大的震动。

8. 下轮椅 将轮椅推至床尾，使椅背与床尾平齐，翻起脚踏板，固定车轮。护士立于患者前面，双腿前后分开，屈膝屈髋，双手置于患者腰部，请患者双手放于护士肩上（图 1-4），协助患者站立并慢慢坐回床沿，协助患者脱去外衣，取舒适卧位。

9. 整理记录 协助患者盖好被子，整理床单位，推轮椅回原处放置，做好记录。

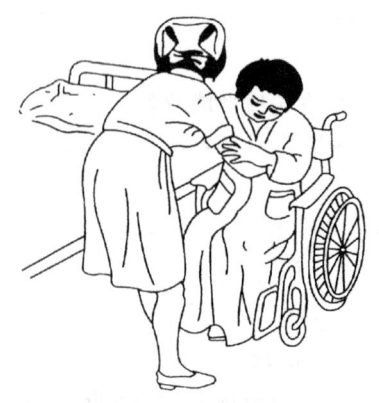

图 1-4 轮椅运送患者

【注意事项】

（1）使用前仔细检查轮椅性能，保持完好备用。

（2）推轮椅速度要慢，避免患者不适，确保安全。

（3）患者身体不能保持平衡时，应系安全带。

二、平车运送法

【目的】

护送不能起床的患者入院，做特殊检查、治疗、手术或转运。

【准备】

1. 环境准备　环境宽敞，道路平坦通畅。

2. 护士准备

(1) 评估患者：年龄、体重、病情、意识、躯体活动度、心理反应及配合程度等。

(2) 着装整洁，修剪指甲，洗手。

3. 用物准备　平车(检查性能，车上备好橡胶单和布单包好的垫子和枕头)，带被套的毛毯或棉被。如为骨折患者，应有木板垫于车上；如为颈椎、腰椎骨折或病情较重的患者，应备有帆布中单或布中单。

4. 患者准备　患者及家属了解平车运送法的目的、方法及注意事项，愿意配合操作。

【操作步骤】

1. 核对解释　核查平车性能及各部件完好，将平车推至床旁，核对患者床号、姓名、腕带，向患者及家属说明操作目的及方法，以取得配合。

2. 安置导管　妥善安置患者身上的导管，避免脱落、受压和反流，保持通畅。

3. 搬运患者　根据患者的体重和病情确定搬运方法。

(1) 挪动法：适用于病情允许且能在床上移动的患者。

① 固定平车：移开床旁桌椅，松开盖被，嘱患者自行移至床边；将平车推至床旁与床平行，大轮靠床头，将车闸制动。

② 移动患者：协助患者按上半身、臀部、下肢的顺序依次向平车挪动，让患者头部卧于大轮端；使患者躺好，用盖被包裹患者，先盖脚部，然后两侧，露出头部，上层边缘向内折叠。下车回床时按照下肢、臀部、上半身的顺序移动。

(2) 一人搬运法：适用于患儿或病情允许、体重较轻的患者。

① 固定平车：将床旁椅移至对侧床尾，松开盖被；推平车至床尾，使平车头端与床尾成钝角，将车闸制动。

② 搬运患者：搬运者站于床边，两脚一前一后，稍屈膝，一手自

患者腋下伸至对侧肩部外侧，另一手伸至对侧大腿下，嘱患者双臂交叉依附于搬运者颈部；抱起患者，移步走向平车，将患者轻放于平车上，使患者平躺于平车中央，盖好盖被。

(3) 二人搬运法：适用于病情较轻，但自己不能活动且体重较重者。

① 固定平车：同一人搬运法。

② 搬运患者：搬运者甲、乙站在同一侧床边，将患者双手置胸腹间，协助其移至床沿；甲一手臂托住患者头、颈、肩部，另一手臂托住腰部；乙一手臂托住患者臀部，另一手臂托住腘窝处。二人同时托起，使患者身体向搬运者倾斜，步伐一致走向平车，同时屈膝将患者轻放于平车上，使患者平躺于平车中央，盖好盖被。

(4) 三人搬运法：适用于不能活动而体重超重者。

① 固定平车：同一人搬运法。

② 搬运患者：甲一手臂托住患者头、颈、肩部，另一手臂置胸背部；乙一手臂托住患者腰部，另一手臂置臀下；丙一手臂托住患者膝部，另一手臂置小腿处。中间一位搬运者喊口令，三人同时托起患者，使患者身体向搬运者倾斜，步伐一致走向平车，将患者轻放于平车上，使患者平躺于平车中央，盖好盖被。

(5) 四人搬运法(图 1-5)：适用于颈椎、腰椎骨折患者或病情较重的患者。

① 固定平车：移开床旁桌椅，松开盖被，将平车推至床旁与床平行，大轮靠床头，将车闸制动。在患者腰、臀下铺帆布中单或布中单。

② 搬运患者：将患者的双手置胸腹间，搬运者甲站在床头，托住患者的头、颈、肩部，乙站于床尾托住患者双腿，丙、丁二人分别站于病床及平车两侧，紧紧抓住帆布中单或布中单四角；由一人喊口令，四人同时抬起，将患者轻放于平车上，使患者平躺于平车中央，盖好盖被。

4. 整理　整理床单位，铺暂空床。

5. 松闸　推送患者到指定地点(图 1-6)。

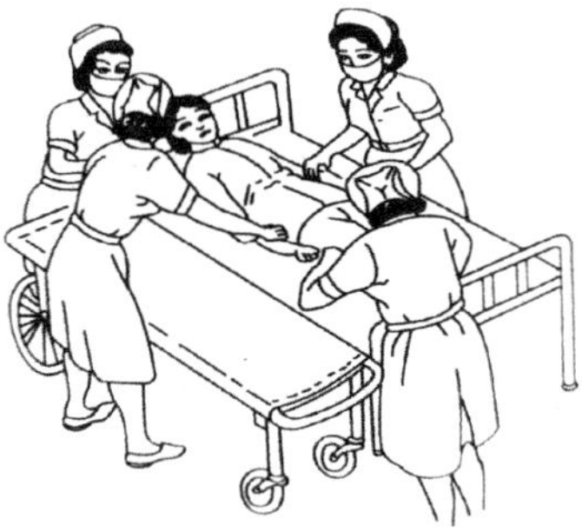

图 1-5　四人搬运法

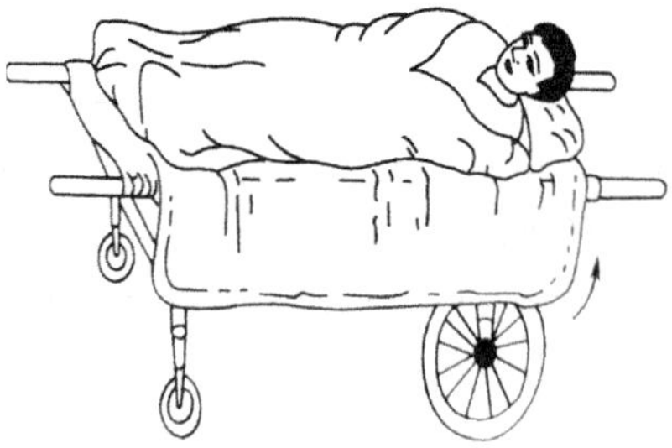

图 1-6　平车运送患者

【注意事项】

(1) 多人搬运患者时，动作轻稳，协调一致，确保患者安全。

(2) 运送途中，护士站于患者头侧，以观察病情，妥善固定各类导管，保证输液和引流的通畅。

(3) 将患者头部置于平车的大轮端，以减轻颠簸与不适。

(4) 推车时车速适宜，上、下坡时应使患者头部在高处一端。进、出门时，避免平车撞门。

(5) 对骨折患者，应在平车上垫木板，并固定好骨折部位再搬运。对颈椎损伤或怀疑颈椎损伤的患者，搬运时一定要保持头部处于中立位。

(6) 运送抽搐、烦躁不安的患者时，给予适当约束，以免发生意外。

(苟敏　杨运霞)

实训六　卧位的变换

【目的】

（1）促进卧床患者舒适，预防并发症。

（2）满足治疗及护理的需要。

【准备】

1. 环境准备　整洁、安静、舒适，必要时用围帘遮挡。

2. 护士准备

（1）评估患者：年龄、体重、病情、躯体活动度、皮肤受压情况；有无伤口、引流及骨折牵引等情况；心理反应及配合程度。

（2）着装整洁，修剪指甲，洗手。

3. 用物准备　根据所取卧位准备好枕头等物品。

4. 患者准备　患者及家属了解卧位变换的目的、方法，愿意配合操作。

【操作步骤】

（一）协助患者移向床头法

1. 核对解释　向患者及家属解释操作目的、过程及配合事项。

2. 移动准备　将各种导管及输液管安置妥当，将盖被折叠至床尾或一侧；视病情放平床头支架，将枕头横立于床头，避免碰伤患者。

3. 移动患者

（1）一人协助法（图1-7）：适用于体重较轻或恢复期患者。患者屈膝仰卧，双手握住床头栏杆；护士一手托住患者肩部，另一手托住臀部，在护士抬起患者的同时，患者双脚蹬床面，双手稍用力，使其移向床头。

（2）二人协助法：适用于体重较重或病情较重的患者。患者仰卧屈膝，护士两人分别站在床的两侧，交叉托住患者颈、肩和臀部；或两人同侧，一人托住颈、肩及腰部，另一人托住臀及腘窝部，同时

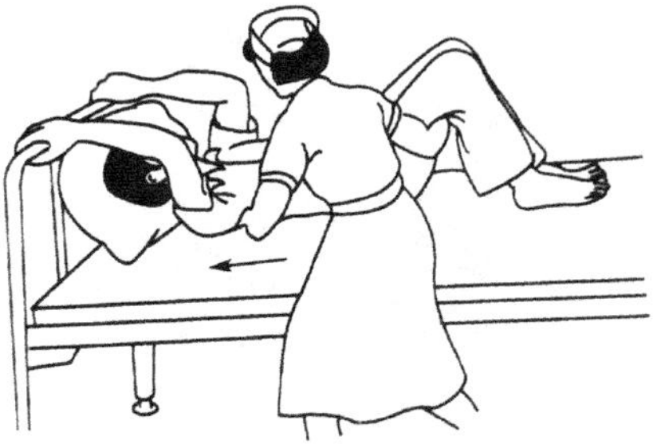

图 1-7　一人协助患者移向床头法

抬起患者移向床头。

4. 整理归位　放回枕头，协助患者取舒适卧位，整理床单位。

【注意事项】

（1）床头放软枕，防止头部碰撞。

（2）有导管者应先将导管安置妥当，翻身后检查导管，防止脱落、扭曲等，保持引流通畅。

（3）两人操作时，动作轻稳，协调一致。

（二）协助患者翻身侧卧法

1. 核对解释　确认患者，向患者及其家属解释目的及操作过程中的注意事项，同时做好示范。

2. 翻身准备　固定床轮，将各种引流管及输液管安置妥当，请患者仰卧，双手放于腹部，双腿屈曲，将盖被折叠至床尾或一侧。

3. 协助翻身

（1）一人协助法（图 1-8）：适用于体重较轻的患者。

① 移至床沿：护士一手放在患者的颈、肩下，另一手放在患者的臀下，将其肩、臀部移向护士侧的床沿；然后一手放在患者的臀下，另一手放在患者的双脚踝下，再将患者双下肢移近并屈膝。

② 协助侧卧：护士一手扶肩，另一手扶膝，轻轻将患者转向对侧，使患者背向护士。

（2）二人协助法：适用于体重较重或病情较重的患者。

① 移至床沿：两名护士同站于床一侧，面对患者，一人托住患

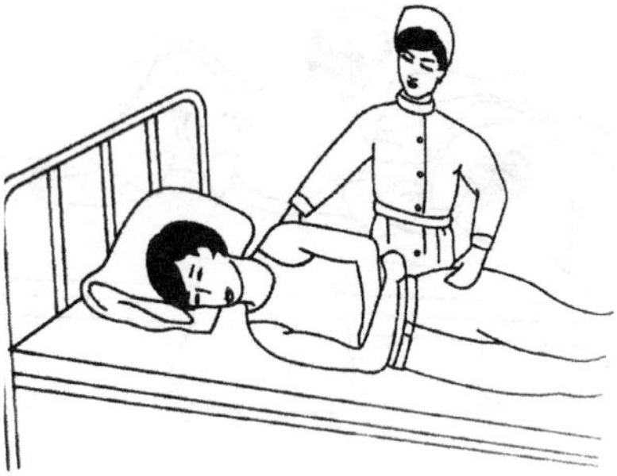

图 1-8　一人协助患者翻身侧卧法

者颈、肩部及腰部，另一人托住患者臀部及腘窝部，两人同时将患者抬起移向近侧。

② 协助侧卧：两人分别托住患者的肩、腰、臀部和膝部，轻轻将患者翻向对侧。

4. 调整卧位　按卧位要求，在患者背部、胸前及两膝间垫上软枕，使患者舒适、安全。

5. 观察记录　记录翻身时间、卧位方式及患者皮肤情况，做好交接班。

【注意事项】

(1) 根据患者的病情和皮肤受压情况确定翻身间隔时间。

(2) 协助患者翻身时切忌拖、拉、推、拽等物理刺激。

(3) 协助有特殊情况的患者翻身时应注意以下几点。

① 有导管者应先将导管安置妥当，翻身后检查导管，保持通畅。

② 严重烧伤者可采用翻身床。

③ 颈椎和颅骨牵引者，翻身时不可放松牵引，须使头、颈、躯干保持在同一水平翻动。

④ 术后患者翻身时应先检查伤口敷料是否潮湿或脱落，若有应先换药后翻身。

⑤ 颅脑术后患者只能平卧或卧于健侧，翻身时保护头部，动作轻稳。

⑥ 石膏固定或有较大伤口的患者，防止患处受压。

（荀敏　杨运霞）

实训七　无菌技术基本操作

【目的】

（1）预防医院感染。

（2）防止无菌物品、无菌区域被污染。

【准备】

1. 环境准备　环境宽敞、整洁、明亮，操作台面清洁、干燥、平坦，物品摆放合理。无菌区、污染区、半污染区分界明显。

2. 护士准备　衣帽整洁，修剪指甲、洗手、戴口罩。必要时穿无菌衣、戴无菌手套。

3. 用物准备　无菌物品和非无菌物品分别放置且有明显的标志，摆放合理有序。

（1）无菌持物钳（镊）及盛放无菌持物钳（镊）的容器：常用的无菌持物钳（镊）有三叉钳、卵圆钳和长、短镊子四种。

（2）无菌容器：常用的有无菌盒、无菌罐、无菌盘等。

（3）无菌包：包内有无菌治疗巾、敷料、器械等，包括独立小包装无菌纱布、无菌棉签、无菌胶布等。

（4）无菌溶液。

（5）其他用物：治疗车上层放置治疗盘（内置各类无菌物品、0.5%碘伏、75%乙醇等），盘外平面放启瓶器、弯盘、笔、表、铺盘记录卡、手消毒液等；治疗车下层放置生活垃圾桶、医疗垃圾桶、锐器回收盒。

【操作步骤】

（一）无菌持物钳的使用方法（干燥保存法）

【目的】

取放或传递无菌物品。

1. 检查核对 检查并核对名称、有效期、灭菌标识。第一次使用时应标记开启时间，4 小时内有效。

2. 开盖取钳 打开容器盖，手心向下持无菌持物钳，将钳移至容器中央，钳端闭合垂直取出（图 1-9）。注意不可在盖孔中取、放无菌持物钳，不可触及容器上缘及容器内壁，以免污染。

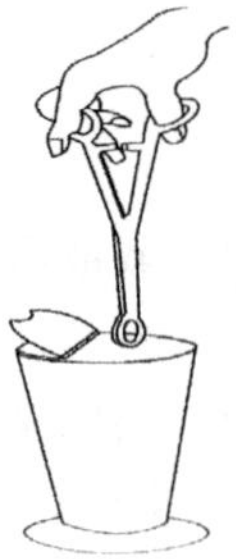

图 1-9 取、放无菌持物钳

3. 使用 始终保持钳端向下，不可倒转向上。

4. 放回 用毕立即将钳端保持向下并闭合，垂直放回容器中，盖上容器盖。

【注意事项】

（1）无菌持物钳只能用于夹取无菌物品，不可用于换药或消毒皮肤，以防污染。

（2）无菌持物钳不能夹取油纱布，以免影响消毒效果。

（3）防止无菌持物钳在空气中暴露过久，如需到远处夹取无菌物品，应连同容器一起搬移，就地使用。

（4）一个无菌容器内只能放置一把无菌持物钳。

（5）无菌持物钳一旦污染或疑似污染，应重新灭菌。

（二）无菌容器的使用方法

【目的】

用于盛放无菌物品，使其保持在无菌状态。

1. 检查核对 检查并核对名称、有效期、灭菌标识。第一次使用时应记录开启时间，24 小时内有效。

2. 开盖　打开容器盖，将容器盖内面向上置于稳妥处或拿在手中，手不可触及容器内壁及边缘。

3. 取物　用无菌持物钳从无菌容器内垂直夹取无菌物品，不可触及容器内壁及边缘。

4. 盖严　取物后，立即将盖内面向下，移至容器口上盖严。

5. 持无菌容器　手托住容器底部，手指不可触及容器的内壁及边缘（图 1-10）。

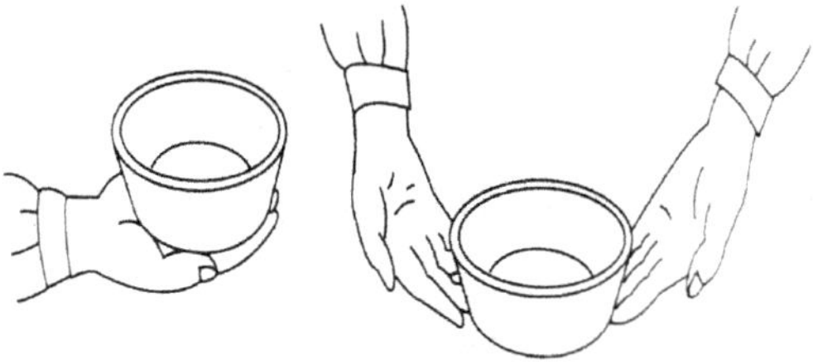

图 1-10　持无菌容器

【注意事项】

（1）防止盖内面及边缘接触手及任何非无菌区域。

（2）取物后立即盖严，避免容器内无菌物品在空气中暴露过久。

（三）无菌包的使用方法

【目的】

使包内无菌物品在有效时间内保持无菌状态，供无菌操作时使用。

1. 包扎法

（1）包布：选用质厚、致密、未脱脂的纯棉布制成双层的包布。

（2）放物品：将物品放于包布中央，玻璃物品先用棉垫包裹再包扎，包内放置灭菌指示卡。

（3）包物：用包布一角盖住物品，左右两角先后盖上，并将角尖向外翻折，盖上最后一角，以“十”字形包扎好。

（4）标识：包外注明物品名称及灭菌日期，粘贴化学指示胶带，送灭菌处理。

2. 开包法(桌上开包法)

(1) 检查核对:检查并核对名称、有效期、包装是否完整及灭菌标识。第一次使用时应记录开启时间。

(2) 开包:将无菌包平放在清洁、干燥、平坦的操作台面上,解开系带卷扎,打开包布外角,将系带卷放在包布边下。用拇指和食指捏住包布外面,揭开左右两角,最后揭开内角,检查灭菌指示卡颜色变化。

(3) 取物:用无菌持物钳夹取所需物品,放在事先准备的无菌区域内。

(4) 用毕:如包内物品未用完,按原来的折痕包好,系带横向扎好。

(5) 记录:注明开包日期及时间,包打开过但未污染,所剩物品24小时内有效。

【注意事项】

(1) 打开无菌包时手只能接触包布四角的外面,不可触及包布内面,不可跨越无菌区域。

(2) 包内物品超过有效期、潮湿、疑似污染或已被污染,均须重新灭菌。

(3) 手上开包法:可将包托在手上打开,另一手从包布外面抓住四角,稳妥地将包内物品放入无菌区域内。

(4) 一次性物品应根据物品的不同要求进行开启。

(四) 取用无菌溶液法

【目的】

保持无菌溶液不被污染。

1. 检查核对 取盛有无菌溶液的密封瓶,擦净瓶外灰尘。核对瓶签,即药名、浓度、剂量和有效期等;检查瓶盖有无松动、瓶身有无裂缝,对光检查溶液有无沉淀、混浊及絮状物,无上述情况方可使用。

2. 开外盖 用启瓶器撬开密封瓶的铝盖。

3. 消毒　用 0.5%碘伏消毒瓶塞、瓶塞边缘、瓶塞下缘，各转动一圈，不可重复转动。

4. 取瓶塞　无翻胶瓶塞：用无菌纱布包住瓶塞拉出。有翻胶瓶塞：用双手拇指或拇指、食指将橡胶塞边缘向上翻起，一手戴食指和中指套将橡胶瓶塞拉出，套在食指和中指上。

5. 冲洗瓶口　另一手握溶液瓶，瓶签朝向掌心，先倒出少量无菌溶液于弯盘内（溶液瓶不能低于腰部），冲洗瓶口（图 1-11）。

6. 倒无菌溶液　由冲洗处倒出所需无菌溶液至无菌容器内（图 1-12），注意倾倒高度距容器 5～6 cm。

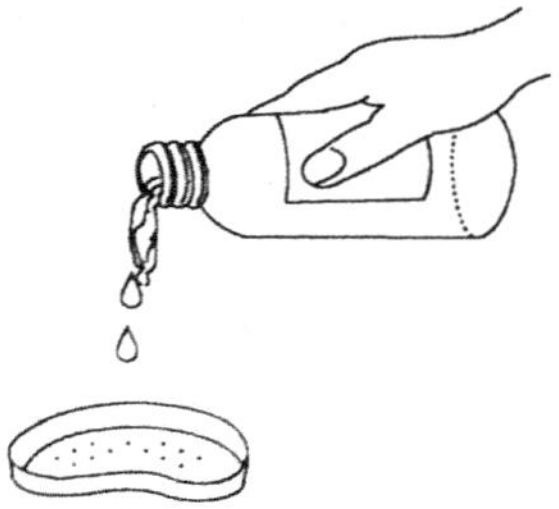

图 1-11　冲洗瓶口

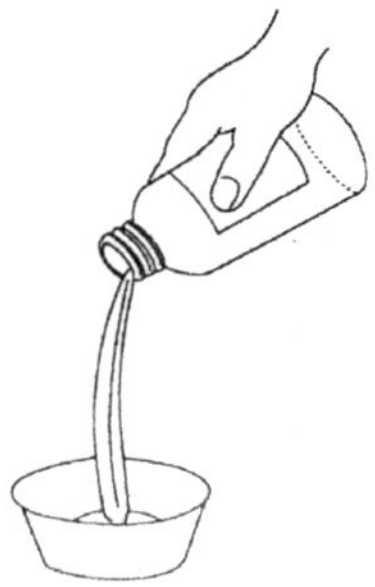

图 1-12　倒无菌溶液

7. 盖瓶塞　倒后立即塞上瓶塞，用 0.5%碘伏棉签从清洁面到污染面消毒瓶塞及瓶口交界处。

8. 记录　在瓶签上注明开瓶日期、时间，若瓶内溶液未用完且未污染，有效期为 24 小时。

【注意事项】

（1）手不可触及瓶口及瓶盖的内面。

（2）不可将任何物品伸入无菌溶液瓶口内蘸取溶液或直接接触瓶口倾倒溶液。

（3）已倒出的溶液不可再倒回瓶内。

（五）铺无菌盘法

【目的】

在清洁干燥的治疗盘内铺无菌治疗巾，形成一无菌区，用来放置无菌物品，以供治疗、护理操作时使用。

1. 治疗巾折法 纵折法：治疗巾纵折两次，再横折两次，开口边缘向外。横折法：治疗巾横折后纵折，再重复一次。

2. 检查核对 检查并核对名称、有效期、包装是否完整及灭菌标识。

3. 开包取巾 打开无菌治疗巾包，按无菌治疗巾包的使用方法用无菌持物钳从包内夹取一块治疗巾放在治疗盘内，按原折痕将无菌治疗巾包原样包好，注明开包日期和时间。包打开过但未污染，所剩物品 24 小时内有效。

4. 铺巾、覆盖

(1) 单层底铺法：双手捏住无菌治疗巾上层两角的外面，轻轻抖开，双折铺于治疗盘内。将上层向远端呈扇形折叠，开口边缘向外，治疗巾内面构成无菌区；盘内放入无菌物品，将上层盖上，上下层边缘对齐，将开口处向上翻折两次，两侧边缘分别向下翻折一次，注明铺盘时间并签名。铺好的无菌盘 4 小时内有效。

(2) 双层底铺法：取出无菌治疗巾，双手捏住无菌治疗巾上层两角的外面，轻轻抖开，从远到近三折成双层底，上层扇形折叠，开口边缘向外；放入无菌物品，拉平扇形折叠层，盖于物品上，上下层边缘对齐，注明铺盘时间并签名。

【注意事项】

(1) 铺无菌盘的区域必须清洁干燥，避免无菌治疗巾潮湿。

(2) 覆盖无菌治疗巾后，上下层边缘必须对齐，按要求折叠，以保持里面无菌物品的无菌状态。

(3) 所有非无菌物品不可触及无菌面，不可跨越无菌区。

(六) 戴无菌手套

【目的】

执行无菌操作技术或接触无菌物品时须戴无菌手套，以保护患者及其操作者免受感染。

1. 戴手套

(1) 洗手：取下手表，洗手并擦干。

（2）检查核对：核对手套号码、灭菌有效日期及包装是否完整、干燥。

（3）打开手套包装：将手套袋平放于清洁干燥的桌面上打开。

（4）戴手套（一次性提取法）：两手同时掀开手套袋开口处，分别捏住两只手套的反折部分，取出手套；将两只手套五指对准，先戴好一只手套，再以戴好手套的手指插入另一只手套的反折内面，同法戴好另一只手套（图 1-13）。

（5）调整：双手对合交叉调整手套位置，将手套的反折部分翻转扣套在工作服衣袖外面，在操作未开始时，双手应举于胸前。

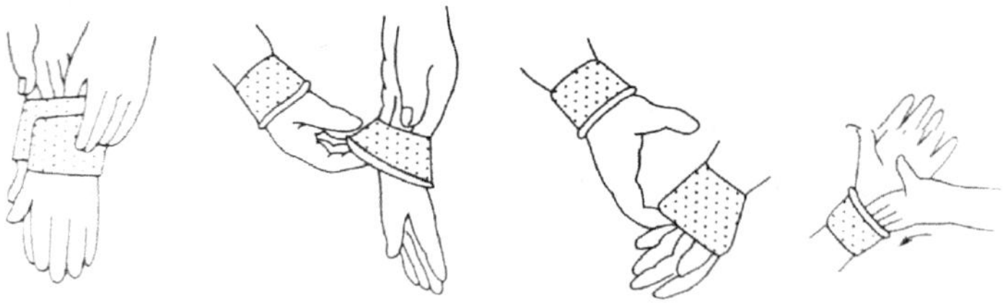

图 1-13　戴无菌手套

2. 脱手套　操作毕，一手捏住另一手腕部手套外面，翻转脱下，再以脱下手套的手插入另一手套套口内，将其往下翻转脱下。

3. 整理洗手　将用过的手套放入医用垃圾袋内处理，洗手。

【注意事项】

（1）戴上无菌手套的双手应始终保持在腰部或操作台面以上、肩部以下视线范围内活动。

（2）防止无菌手套外面触及任何非无菌物品，若发现手套破损或疑似污染应立即更换。

（3）无菌手套的外面为无菌区，应保持无菌。无菌手套的内面为清洁面，内外不可接触。

（4）脱手套时应翻转脱下，避免强拉。脱下手套后应洗手。

（5）诊疗护理不同患者时应该更换手套。

（苟敏　杨运霞）

实训八　穿脱隔离衣法

【目的】

保护患者和医务人员，避免受到血液、体液和其他感染性物质污染，防止病原体的传播，避免交叉感染。

【准备】

1. 环境准备　环境宽敞、整洁、明亮、安全，用物摆放合理。无菌区、污染区、半污染区分界明显。

2. 护士准备　衣帽整洁，修剪指甲、取下手表及饰物，卷袖过肘(冬季卷过前臂中部即可)，洗手、戴口罩。

3. 用物准备　隔离衣、挂衣架、刷手及洗手设备、干手机或纸巾、消毒小毛巾、避污纸、污物袋。

【操作步骤】

(一) 穿隔离衣法

1. 持领取衣　戴好口罩及帽子，取下手表，卷袖过肘，手持衣领取隔离衣，将清洁面朝向自己，污染面向外，衣领两端向外折齐，对齐肩缝，露出肩袖内口。

2. 穿好衣袖　右手持衣领，左手伸入一侧袖内，右手向上拉衣领，将衣袖穿好。左手持衣领，右手穿好另一袖，举双手抖袖，露出手腕，注意勿触及面部。

3. 系衣领　两手持衣领，由领子中央顺着边缘从前向后系好衣领，污染的袖口不能接触衣领、帽子、面部和颈部。

4. 系袖口　扣好袖口或系上袖带，手不能触及隔离衣的内面。

5. 系腰带　将隔离衣一边(约在腰下 5 cm 处)逐渐向前拉，见到衣边缘捏住，同法捏住另一侧边缘，注意手勿触及衣内面。双手在背后将衣边缘对齐，向一侧折叠，一手按住折叠处，另一手将腰带拉至背后压折叠处，腰带在背后交叉，回到前面打一活结系好(图 1-14)。

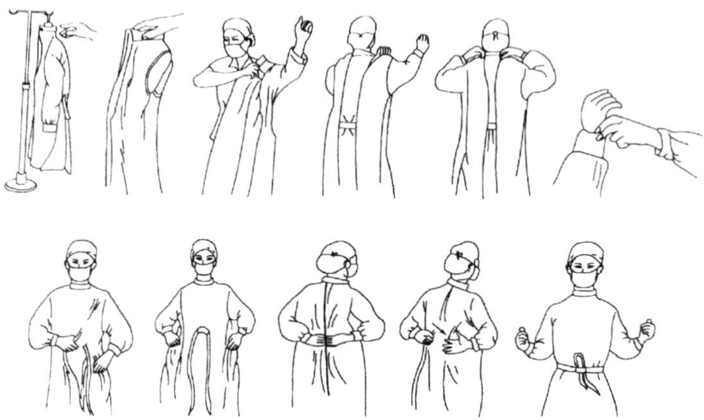

图 1-14　穿隔离衣法

（二）脱隔离衣法

1. 解腰带　解开腰带，在前面打一活结。

2. 解袖口　解开两袖口，在肘部将部分衣袖塞入工作服衣袖内，勿使衣袖外面塞入工作服衣袖内，充分暴露双手。

3. 消毒双手

（1）润湿：打开水龙头，湿润双手。

（2）刷洗：用刷子蘸肥皂液或洗手液，按前臂、腕部、手背、手掌、手指、指缝、指甲的顺序刷洗，每只手刷 30 秒，用流动水冲净泡沫，使污水从前臂流向指尖，换刷另一手，反复两次（共刷 2 分钟）。

（3）冲洗：在流动水下彻底冲净双手，关水。

（4）擦手：用消毒小毛巾（干手机或纸巾等）自上而下擦干双手。

（5）注意事项：刷洗范围应超过被污染的部位，流动水冲洗时，腕部低于肘部，使污水从前臂流向指尖，并避免弄湿工作服。

4. 解衣领　解开领带（或领扣），保持衣领清洁。

5. 脱衣袖　一手伸入另一侧衣袖内，拉下袖子过手，再用遮住的手在外面握住另一衣袖的外面并拉下，双手在袖内使袖子对齐，双臂逐渐退出至衣肩（图 1-15）。

6. 齐肩缝　双手在衣袖内对齐肩缝，纵折隔离衣，一手握住两肩缝，再撤另一手。

7. 挂衣领　握住衣领，将隔离衣两边对齐，挂在衣钩上（若挂在清洁区，隔离衣的清洁面向外；挂在污染区，则污染面朝外）。

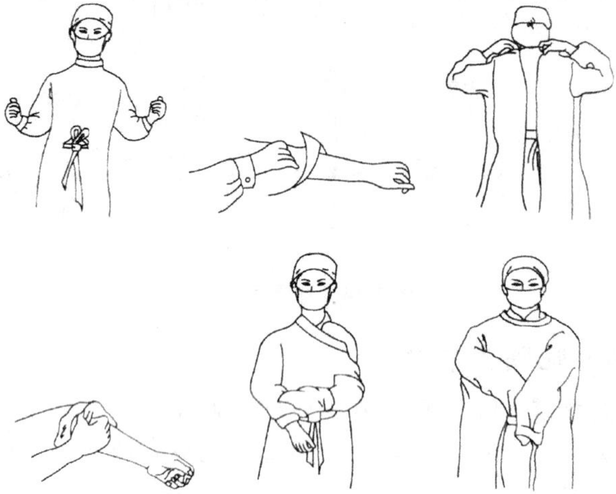

图 1-15　脱隔离衣法

8. 整理洗手　不再穿的隔离衣脱下后，清洁面向外，卷好投入污物袋内。按卫生手消毒法洗手。

9. 一次性隔离衣　限一次性使用，穿隔离衣法与上述方法相同，无特殊要求。脱隔离衣时应使清洁面朝外，衣领及衣边卷至中央，弃衣后消毒双手。

10. 避污纸的使用　取避污纸时，应从页面抓取，不可掀开撕取，以保持一面为清洁面。避污纸用后随即丢入污物桶，集中焚烧处理。

【注意事项】

(1) 穿隔离衣前，应将进入病室操作所需的一切用物备齐。

(2) 隔离衣只能在规定区域内穿脱，穿前检查，确保无潮湿、破损，须全部遮盖工作服。

(3) 隔离衣每日更换，如有潮湿、污染或破损，应立即更换。

（4）穿脱隔离衣过程中避免污染衣领、面部、帽子和清洁面，始终保持衣领清洁。

（5）穿好隔离衣后，双臂保持在腰部以上、肩部以下视线范围内；不得进入清洁区，避免接触清洁物品。

（6）以下情况应穿隔离衣：①接触经接触传播的感染性疾病患者时，如传染病患者、多重耐药菌感染患者等；②对患者实行保护性隔离时，如大面积烧伤、骨髓移植等患者的诊疗、护理时；③可能受到患者血液、体液、分泌物、排泄物喷溅时。

（柯亚萍　阮婷）

实训九　特殊口腔护理

【目的】

（1）维持口腔正常功能，预防并发症。

（2）促进患者舒适，增进食欲。

（3）观察口腔，及时提供患者病情变化的动态信息，协助诊断。

【准备】

1. 环境准备　整洁、安静、舒适，光线、温湿度适宜，必要时用围帘遮挡。

2. 护士准备

（1）评估患者：病情、意识、自理能力、局部口腔情况、心理状况及配合程度。

（2）衣帽整洁，洗手、戴口罩。

3. 用物准备

（1）治疗车上层：治疗盘内放一次性口腔护理包或治疗碗（内盛含有漱口液的棉球若干个、弯血管钳、镊子）、压舌板、弯盘、治疗巾、杯子（内盛漱口液）、吸水管、一次性手套，必要时备张口器；治疗盘外放手电筒、手消毒液。另按需要备外用药，如液体石蜡、冰硼散、西瓜霜、新霉素、制霉菌素、甘油、金霉素等。常用漱口液如

表 1-1 所示。

表 1-1　常用漱口液

名　　称	作　　用
生理盐水	清洁口腔、预防感染
复方硼酸溶液(朵贝尔溶液)	轻度抑菌、消除口臭
1%～3%过氧化氢溶液	抗菌除臭,用于溃烂、坏死者
2%～3%硼酸溶液	防腐、抑菌
1%～4%碳酸氢钠溶液	用于真菌感染
0.02%呋喃西林溶液	清洁口腔,广谱抗菌
0.1%醋酸溶液	用于铜绿假单胞菌感染
0.08%甲硝唑溶液	用于厌氧菌感染

(2)治疗车下层:生活垃圾桶、医疗垃圾桶。

4. 患者准备　患者及家属了解特殊口腔护理的目的、方法及配合要点,取舒适卧位。

【操作步骤】

1. 核对解释　携用物至床边,核对患者床号、姓名、腕带并向患者及家属解释目的,以取得配合。

2. 安置体位　根据患者身体情况协助患者取侧卧位、仰卧位或半坐卧位,头偏向护士。

3. 铺巾置盘　取治疗巾围于患者颌下及胸前,置弯盘于口角旁。

4. 观察口腔　润湿口唇、口角,嘱患者张口(对不能自行张口的患者可用张口器),护士一手拿手电筒照口腔,另一手用压舌板轻轻撑开面颊部,观察口腔黏膜有无炎症、出血、溃疡及特殊气味等现象;对于长期应用抗生素、激素的患者,应观察有无真菌感染。

5. 取义齿　有活动性义齿者,应戴手套或用纱布裹住取下,先取上面义齿,后取下面义齿,放于床旁冷水杯中。

6. 协助漱口　清醒患者用吸水管漱口，无吸吮能力者用注射器接软管协助其漱口，昏迷患者禁忌漱口。

7. 擦洗口腔　每个部位用一个棉球，棉球以拧至不滴水为度，一个棉球只用一次。

(1) 牙齿外侧：嘱患者咬合上、下齿，用压舌板轻轻撑开一侧面颊部，以弯血管钳夹取含漱口液的棉球(棉球不可过湿，以防患者误吸)，由内向门齿纵向擦洗(先上后下，由里到外)，同法擦洗对侧。

(2) 牙齿内侧及颊部：嘱患者张口，依次擦洗一侧牙齿上内侧面、上咬合面、下内侧面、下咬合面，弧形擦洗面颊部，同法擦洗对侧。

(3) 舌面及硬腭：由内向外擦洗舌面，弧形擦洗硬腭，勿触及咽部，以免引起恶心，擦完再检查一次。

8. 漱口　意识清醒者再漱口，并拭去患者口角处水渍。

9. 涂药观察　再次观察口腔黏膜，有溃疡者涂锡类散、冰硼散，真菌感染者涂制霉菌素于患处，口唇干裂者涂液体石蜡。

10. 整理记录　撤去弯盘及治疗巾，询问患者感受，必要时协助佩戴义齿，并协助患者取舒适体位。整理床单位、清理用物，垃圾分类处理，洗手，记录口腔护理时间和患者反应。

【注意事项】

(1) 擦洗时动作轻柔，特别是对凝血功能差的患者，以免损伤口腔黏膜和牙龈。

(2) 昏迷患者禁忌漱口及注洗，需用开口器时应从臼齿处放入。擦洗时棉球不宜过湿，每次一个，夹紧以防止遗留在口腔，擦洗前后要清点棉球数量。

(3) 对长期应用抗生素者应观察口腔黏膜有无真菌感染。

(4) 活动性义齿取下刷净后放于冷水杯中，每日换水一次，不可浸入热水中，更不可用乙醇等消毒液浸泡，以免变色、变形和老化。

(5) 传染病患者用物须按消毒隔离原则处理。

(苟敏　杨运霞)

实训十　床上洗发

【目的】

(1) 保持头发清洁，使患者舒适。

(2) 促进头皮血液循环，促进头发的生长与代谢。

(3) 维护患者自尊、自信，建立良好的护患关系。

【准备】

1. 环境准备　宽敞明亮，移开床头桌椅，关好门窗，安全、保暖，调节室温至22～26 ℃，必要时用围帘遮挡。

2. 护士准备

(1) 评估患者：病情、意识、自理能力、个人卫生情况、局部头发情况、心理状况及配合程度。

(2) 衣帽整洁，洗手、戴口罩。

3. 用物准备

(1) 治疗车上层：治疗盘内放毛巾、洗发液、眼罩或纱布、不吸水棉球(2 个)或耳塞、别针、弯盘、水温计、小橡胶单(2 个)、大毛巾、梳子、护肤霜、橡胶圈、纸袋、电吹风，治疗盘外备橡胶马蹄形垫或自制马蹄形垫或洗头盆、水桶、水壶(内盛 40～45 ℃热水，或根据患者习惯调节水温)、手消毒液，有条件时选用洗头车。

(2) 治疗车下层：便盆及便盆巾、生活垃圾桶、医疗垃圾桶。

4. 患者准备　患者及家属明确操作目的，了解操作过程，能配合采取适当体位。

【操作步骤】

1. 核对解释　携用物至床边，核对患者床号、姓名、腕带并向患者及家属解释目的，以取得配合。

2. 调节环境　冬季关门窗，调节室温至 22～26 ℃，必要时使用围帘。移开床旁桌椅，按需要给予便盆。

3. 铺巾松领　垫小橡胶单及大毛巾或一次性中单于枕上，松开患者衣领向内反折，将毛巾围于颈部，以别针固定，保护床单、枕头、衣服不被沾湿。

4. 安置体位　协助患者斜角仰卧，移枕于肩下，患者屈膝，可垫枕于两膝下，使患者体位安全舒适。

5. 置垫(盆)　置马蹄形垫或其他洗头盆垫于患者头下，使患者颈部枕于突起处，头部在槽中，槽下部接污水桶(图 1-16)。

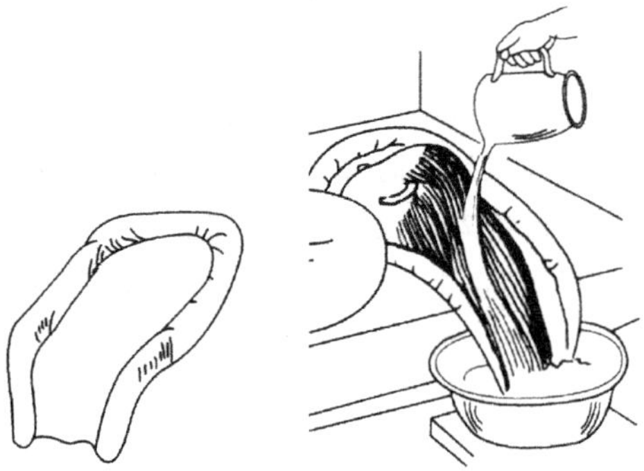

图 1-16　马蹄形垫洗发

6. 塞耳盖眼　用棉球塞两耳，用眼罩或纱布遮盖双眼，嘱患者闭上眼睛。

7. 洗发

(1) 松开头发，先用少许热水于患者手腕部试温，询问患者感觉，确定水温后充分湿润头发。

(2) 倒适量洗发液于手掌涂遍头发，以适当的力度从发际到头顶部反复揉搓，同时用指腹轻轻按摩头皮。

(3) 用温水边冲边揉搓，直至冲净为止。

(4) 使用梳子除去落发，置于纸袋中。

8. 包头撤垫

(1) 解下颈部毛巾包住头发并将水擦干。

(2) 取下盖眼的纱布和耳道内的棉球。

(3) 撤除马蹄形垫，将枕头从患者肩下移回床头，协助患者平卧。

9. 擦干梳理 解下包头的毛巾，用电吹风吹干头发后，梳理成患者喜欢的发型，将脱落的头发置于纸袋中。

10. 整理记录 撤下小橡胶单等物品，询问患者感受，协助患者取舒适体位。整理床单位，清理用物，洗手，记录洗发时间和患者反应。

【注意事项】

(1) 洗发时随时观察患者病情变化，如面色、脉搏或呼吸有异常，应停止操作。

(2) 身体虚弱的患者不宜在床上洗发。

(3) 注意室温、水温，及时擦干头发，防止患者着凉。

(4) 防止水流入患者眼及耳内，保护衣领和床单不被水沾湿。

(5) 洗发时间不宜过长，以免引起头部充血、疲劳，造成患者不适。

(苟敏　杨运霞)

实训十一　床上擦浴

【目的】

(1) 去除皮肤污垢，保持皮肤清洁，促进患者身心舒适。

(2) 促进皮肤血液循环，增强皮肤排泄功能，预防感染和压疮等并发症发生。

(3) 促进患者身体放松，增加患者活动机会。

(4) 促进护患交流，增进护患关系。

(5) 观察患者一般情况，活动患者肢体，防止肌肉挛缩和关节僵硬等并发症发生。

【准备】

1. 环境准备 宽敞明亮，移开床头桌椅，关好门窗，安全、保暖，调节室温至 24 ℃左右，必要时用围帘遮挡。

2. 护士准备

（1）评估患者：病情、意识、自理能力、个人卫生情况、皮肤情况、心理状况及配合程度。

（2）衣帽整洁，洗手、戴口罩。

3. 用物准备

（1）治疗车上层：浴巾2条、毛巾2条、浴皂、小剪刀、梳子、浴毯、按摩油/膏/乳、护肤用品（润肤剂、爽身粉）、脸盆2个、清洁衣裤和被服、手消毒液。

（2）治疗车下层：水桶2个（一个桶盛热水，按年龄、季节和个人习惯调节水温；另一个桶盛污水）、便盆及便盆巾、生活垃圾桶、医用垃圾桶。

4. 患者准备　患者及家属明确操作目的，了解操作过程，能配合采取适当体位。

【操作步骤】

1. 核对解释　携用物至床边，核对患者床号、姓名、腕带并解释，以取得配合，询问患者有无特殊用物需求。

2. 安置体位　关闭门窗，用围帘遮挡。根据病情放平床头及床尾支架，松开盖被，协助患者移近护士侧并取舒适卧位，保持平衡。

3. 备水擦洗　将脸盆和浴皂放于床旁桌上，倒入适量温水（酌情换水），擦洗顺序如下。

（1）面部和颈部：一条浴巾铺于患者枕上，另一条浴巾盖于患者胸部，毛巾浸湿叠成手套状包于手上，先擦洗患者眼部，由内眦至外眦，再依次洗净并擦干前额、面颊、鼻翼、耳后、下颌直至颈部。根据患者情况和习惯使用浴皂。

（2）上肢和手：协助患者脱去上衣，盖好浴毯。先脱近侧，后脱远侧；如有外伤，应先脱健侧，后脱患侧。移去近侧上肢浴毯，将浴巾纵向铺于患者上肢下面。将毛巾涂好浴皂，擦洗患者上肢，由近心端到远心端，用清水擦净，浴巾擦干，同法擦洗对侧上肢。协助患者双手浸于盆内温水中，洗净并擦干，酌情修剪指甲。

（3）胸部和腹部：将浴巾盖于患者胸、腹部，一手掀起浴巾一边，用另一只包有温湿毛巾的手擦洗患者胸、腹部，擦洗女性患者乳房时应环形用力，注意擦净乳房下皮肤褶皱处，必要时可将乳房抬起以擦洗褶皱处皮肤。彻底擦干胸、腹部皮肤。

（4）背部：协助患者取侧卧位，背向护士，铺浴巾于患者身下，盖浴毯于患者肩、腿部。依次擦洗后颈部、背部至臀部，酌情按摩受压部位。协助患者穿衣平卧，先穿对侧，后穿近侧；如有外伤，先穿患侧，后穿健侧。

（5）下肢和足部：协助患者脱裤，铺浴巾于近侧腿部下面，由近心端到远心端依次擦洗干净后彻底擦干，同法擦洗对侧下肢。移盆于足下，将患者足部置于盆内浸泡后擦洗足部，根据情况修剪趾甲。若足部过于干燥，可使用润肤剂。

（6）会阴：铺浴巾于患者臀下，洗净并擦干会阴部，协助患者穿好清洁裤子。

4. 整理记录 整理床单位，按需要更换床单。协助患者取舒适体位，为患者梳头。分类清理用物，洗手，记录擦浴时间和患者反应。

【注意事项】

（1）擦浴时应注意患者保暖，控制室温，随时调节水温、换水，及时为患者盖好浴毯。

（2）操作时动作敏捷、轻柔，减少翻动次数。通常于 15～30 分钟内完成擦浴。

（3）擦浴过程中应注意观察患者病情变化及皮肤情况，如出现寒战、面色苍白、脉速等征象，应立即停止擦浴，并给予适当处理。

（4）擦浴时注意保护患者隐私，减少身体不必要的暴露。

（5）擦浴过程中，注意遵循节时省力原则。

（6）擦浴过程中，注意保护患者伤口和引流管，避免伤口受压、引流管打折或扭曲。

（苟敏　杨运霞）

实训十二　压疮护理技术

【准备】

1. 环境准备　整洁、安静、舒适，光线、温湿度适宜，必要时用围帘遮挡。

2. 护士准备

(1) 评估患者：病情、意识、自理能力、肢体活动度、个人卫生情况、皮肤情况、营养状况、心理状况及配合程度。

(2) 衣帽整洁，修剪指甲、洗手、戴口罩。

3. 患者准备　患者及家属明确操作目的，了解操作过程，愿意配合采取适当体位。

【操作步骤】

(一) 30°侧卧位变换体位法

【目的】

协助长期卧床和不能自主变换体位的患者变换体位，保持舒适，预防压疮。

【操作步骤】

1. 用物准备　"R"形垫或长形大软枕、方形小软枕。

2. 核对解释　携用物至床边，核对患者床号、姓名、腕带，向患者及家属解释，以取得配合(在平卧状态下转向右侧)。

3. 变换体位

(1) 两名护士分别站在患者的两侧，协助患者头侧向右侧，其两臂放于胸前，右腿伸直，左腿弯曲 90°。

(2) 右侧护士轻轻将患者肩部和膝部拉向自己，左侧护士轻推患者。

(3) 左侧护士检查患者皮肤后在其背部摆放"R"形垫或长形大软枕，使其背部平行斜靠在软枕上，其胸背平面与床面成 30°角。

(4) 协助患者双下肢屈曲稍错开，两膝间垫小软枕。

4. 整理记录 为患者盖好棉被，注意保暖。观察患者反应，询问感受，洗手，记录翻身时间和患者反应。

【注意事项】

（1）变换体位顺序为平卧位→右侧 30°卧位→左侧 30°卧位，循环进行，每种体位保持 2 小时。

（2）夜间变换体位时由一人站在患者一侧，轻轻将患者肩部及膝部拉向自己，然后检查皮肤，放软枕。

（二）1、2 期压疮护理技术

【目的】

（1）保护皮肤，促进血液循环（针对 1 期患者）。

（2）促进上皮爬行，保护新生上皮组织（针对 2 期患者）。

【操作步骤】

1. 用物准备 "R"形垫或长形大软枕、方形小软枕、泡沫敷料、盆（内盛温水）、毛巾 2 条、浴巾 2 条。

2. 减压和预防剪切力 按照 30°侧卧位变换体位法变换体位。

3. 患者管理 管理失禁。

4. 温水清洗皮肤 按照床上擦浴方法清洁皮肤。

5. 使用及更换敷料 将泡沫敷料贴于易受压处，保护局部和营造有利于修复的环境，3～5 天更换和观察 1 次。

【注意事项】

（1）翻身时注意保护患者隐私。

（2）注意保暖，避免受凉。

（3）纠正营养不良，积极控制和治疗并发症。

（三）3 期压疮护理技术

【目的】

清除腐肉，减少无效腔，选择合适的敷料溶痂、清创、促进肉芽生长或植皮保护暴露的肌肉，控制感染。

【操作步骤】

1. 用物准备 "R"形垫或长形大软枕、方形小软枕、清创包

(治疗碗1个、弯盘1个、消毒杯1个、组织剪1把、纱布5块、棉球若干)、含银敷料、生理盐水、碘伏。

2. 清创 使用自溶清创结合锐器清创,提高清创效果,降低操作风险。

3. 抗感染引流 用含银敷料填充潜行的伤口,隔日更换1次。

4. 评价效果 定期评价效果并调整计划,根据伤口渗液、面积和组织类型调整敷料直至愈合。

【注意事项】

(1) 清创等侵入性操作须由有资质的伤口专科护士进行。

(2) 纠正营养不良,积极控制和治疗并发症。

(3) 可行物理干预辅助治疗,通过红外线或红光、负压治疗伤口。

(4) 提供健康指导,提高患者及其家属的依从性。

(四) 4期压疮护理技术

【目的】

清除腐肉,减少无效腔,选择合适的敷料溶痂、清创、促进肉芽生长或植皮保护暴露的骨骼、肌腱或肌肉,控制感染。

【操作步骤】

1. 用物准备 "R"形垫或长形大软枕、方形小软枕、清创包(治疗碗1个、弯盘1个、消毒杯1个、组织剪1把、纱布5块、棉球若干)、含银敷料、生理盐水、碘伏。

2. 清创 使用自溶清创结合锐器清创,提高清创效果。

3. 抗感染引流 用含银敷料填充潜行的伤口,隔日更换1次。

4. 负压治疗 负压值为0～125 mmHg。工作模式:吸引5分钟、间歇2分钟,在家中治疗,隔日门诊就诊更换敷料并进行评估调整。至潜行闭合,伤口面积缩小至≤4 cm^2时停止负压治疗,继续使用标准湿性疗法直至愈合。

5. 减压和预防剪切力 按照30°侧卧位变换体位法变换体位。

【注意事项】

(1) 清创、负压治疗等须由有资质的伤口专科护士进行。

(2) 纠正营养不良,积极控制和治疗并发症。

(3) 可行物理干预辅助治疗,通过红外线或红光、负压治疗伤口。

(五) 可疑深部组织损伤期护理技术

【目的】

保护皮肤,观察发展趋势。

【操作步骤】

1. 用物准备 "R"形垫或长形大软枕、方形小软枕、清创包(治疗碗1个、弯盘1个、消毒杯1个、组织剪1把、纱布5块、棉球若干)、含银敷料、生理盐水、碘伏。

2. 减压和预防剪切力 按照30°侧卧位变换体位法变换体位。

3. 温水清洗皮肤 按照床上擦浴方法清洁皮肤,可只清洗局部。

4. 使用及更换敷料 清创前使用泡沫或水胶体敷料,3～5天更换和观察1次。

5. 清创 使用水凝胶自溶清创结合保守性锐器清创逐步分次清除坏死组织。

6. 清创后处理 清创后准确分期,按照3、4期压疮处理方案进行后续处理。

7. 评价效果 至少每周测量评估1次伤口处理效果,根据结果调整方案。

【注意事项】

(1) 清创等侵入性操作须由有资质的伤口专科护士进行。

(2) 纠正营养不良,积极控制和治疗并发症。

(六) 不能分期的压疮护理技术

【目的】

清除焦痂和腐肉。

【操作步骤】

1. 用物准备 "R"形垫或长形大软枕、方形小软枕、清创包

(治疗碗 1 个、弯盘 1 个、消毒杯 1 个、组织剪 1 把、纱布 5 块、棉球若干)、含银敷料、生理盐水、碘伏。

2. 清创　局部分次逐步清除坏死组织，特别注意患者和护理安全，以不引起出血和创伤为原则。

3. 评价效果　至少每周测量压疮伤口大小、深度评价并评分 1 次，以此为依据结合患者病情变化调整敷料和措施。

【注意事项】

(1) 清创等侵入性操作须由有资质的伤口专科护士进行。

(2) 纠正营养不良，积极控制和治疗并发症。

(3) 根据患者病情和主观愿望，制订可行的短期目标和中长期目标。制订的短期和中长期目标应获得患者及家属的理解与支持。

(4) 与患者及家属沟通，定期反馈治疗效果。指导患者家属及照顾者在家中预防压疮的技巧和方法，如皮肤清洁和保护、使用减压床垫及定时翻身、活动方式及活动量等。

(5) 告知患者及家属定期复诊的时间和要求。

(段蔚琨　刘真羽)

实训十三　生命体征的测量与观察

【目的】

(1) 观察判断体温、脉搏、呼吸、血压有无异常。

(2) 为疾病的预防、诊断、治疗和护理提供依据。

【准备】

1. 环境准备　整洁、明亮、安静、安全。

2. 护士准备

(1) 核对医嘱。

(2) 评估患者：年龄、病情、意识、自理能力、心理状况及配合程度。

(3) 着装整洁，洗手、戴口罩。

3. 用物准备

(1) 治疗车上层：治疗盘内备体温计、听诊器、血压计、纱布、弯盘、表、记录本、笔，若测直肠温度另备润滑油、棉签、卫生纸；治疗盘外备手消毒液。

(2) 治疗车下层：生活垃圾桶、医疗垃圾桶。

4. 患者准备 患者及家属了解监测体温、脉搏、呼吸、血压的目的、测量方法及配合要点，体位舒适，情绪稳定，测量前 30 分钟安静休息。

【操作步骤】

1. 检查准备 检查体温计、血压计、听诊器等有无异常。

2. 核对解释 携用物至床边，核对患者床号、姓名、腕带并解释，以取得配合，协助患者采取坐位或卧位。

3. 测量体温 根据患者的病情、年龄等因素，选择合适的测量方法。

(1) 测量口温：将口表水银端斜放于舌下热窝(舌系带两侧)3 分钟，嘱患者闭唇用鼻呼吸，勿用牙咬。精神异常、昏迷、婴幼儿、口鼻手术或呼吸困难不能配合者不宜测口温。

(2) 测量腋温：擦干腋下的汗液，将体温计水银端放于腋窝深处并紧贴皮肤，屈臂过胸 10 分钟，必要时托扶患者手臂。腋下出汗较多或有创伤、手术、炎症者，以及肩关节受伤或极度消瘦夹不紧体温计者不宜测腋温。

(3) 测量肛温：患者取侧卧、屈膝仰卧或俯卧位，露出臀部，在肛表水银端涂润滑剂，将肛表的水银端轻轻插入肛门 3～4 cm，测量 3 分钟。腹泻、直肠或肛门手术、心肌梗死患者不宜测肛温。

4. 测量脉搏

(1) 协助患者采取舒适的姿势，使其手臂轻松置于床上或桌面。

(2) 以食指、中指、环指的指端按压桡动脉，力度适中，以能感觉到脉搏搏动为宜，一般患者可以测量 30 秒，测得数值乘以 2，脉搏异常及危重的患者测量 1 分钟。脉搏短绌患者，一名护士测脉搏，另一名护士听心率，同时测量 1 分钟。

5. 测量呼吸

(1) 护士在诊脉后手仍保持诊脉状，以分散患者注意力。观察患者的胸、腹部，一起一伏为一次呼吸，一般患者测量 30 秒，测得数值乘以 2，小儿或呼吸异常患者应测 1 分钟。

(2) 危重患者呼吸不易观察时，将少许棉絮置于患者鼻孔前，观察棉絮吹动情况，计数 1 分钟。

6. 测量血压

(1) 协助患者采取坐位或卧位。使患者卷袖露臂，伸直肘部，手掌向上外展 15°，保持血压计零点、肱动脉与心脏位于同一水平，袖口不可太紧，防止影响血流，必要时脱袖。

(2) 放平血压计，排尽袖带内空气，平整无折地缠于上臂中部，下缘距肘窝 3～5 cm，松紧以能放入一指为宜。袖带过紧致血管在袖带充气前已受压，测得血压偏低；过松可导致有效测量面积变窄，测得血压偏高。

(3) 戴好听诊器，将听诊器胸件紧贴肱动脉搏动最明显处，胸件不宜塞在袖带内，保持视线与血压计刻度平行。充气至肱动脉搏动音消失，再上升 20～30 mmHg，然后以每秒 4 mmHg 的速度缓慢均匀放气，第一声为收缩压，声音消失或突然变弱为舒张压。

(4) 测量完毕，排尽袖带内余气，将血压计右倾 45°关闭水银槽开关，防止水银倒流。

7. 整理记录　整理床单位、清理用物；记录体温、脉搏、呼吸、血压的数值并向患者做简要解释。

【注意事项】

1. 测量体温

(1) 测量体温前后应清点体温计数目，甩表时勿触及他物，以防破碎。

(2) 给婴幼儿、精神异常、昏迷及危重患者测量体温时，应用手扶托体温计，防止失落或折断。

(3) 测量体温前患者若有进食、运动、冷热敷、沐浴、灌肠等情况,应休息 30 分钟后再测量。

(4) 发现体温与病情不符合时,应守护在患者身旁重测,必要时可同时做口温和肛温对照,予以复查。

(5) 当患者不慎咬破体温计吞下水银时,应立即口服大量牛奶或蛋白,使汞(俗称水银)与蛋白结合,以延缓汞的吸收,在不影响病情的情况下,可服大量粗纤维食物(如芹菜、韭菜)加速汞的排出。

(6) 患者体温过高或过低时,应及时报告医生,严密观察,及时处理。

2. 测量脉搏

(1) 患者活动或情绪激动时,应休息 30 分钟后再测。

(2) 不可用拇指诊脉,以免将拇指小动脉搏动与患者脉搏相混淆。

(3) 偏瘫患者测量脉搏时应选择健侧肢体。

3. 测量呼吸

(1) 要在环境安静、患者情绪稳定且不察觉的情况下测量呼吸。

(2) 在测量呼吸次数的同时,应注意观察呼吸的节律、深浅度及气味等变化。

4. 测量血压

(1) 定期检查血压计各部件是否完好。

(2) 测量前患者若有运动、进食、吸烟、情绪激动等情况,应休息 30 分钟后再测量。

(3) 指导需要密切观察血压的患者尽量做到"四定",即定时间、定部位、定体液、定血压计,以确保所测血压的准确。

(4) 当发现血压异常或听不清时,应重测。先将袖带内气体驱尽,使水银柱降至零点,稍待片刻,再测量。

(5) 为偏瘫、肢体外伤、手术的患者测血压时,应选择健侧肢体测量。

(苟敏　杨运霞)

实训十四　吸氧法(氧气筒)

【目的】

纠正各种原因造成的缺氧状态,促进组织的新陈代谢,维持机体生命活动。

【准备】

1. 环境准备　整洁、安静、安全,严禁明火和高温。

2. 护士准备

(1) 核对医嘱。

(2) 评估患者:年龄、病情、意识、治疗情况、缺氧程度、血气分析结果、心理状况及配合程度。

(3) 着装整洁,洗手、戴口罩。

3. 用物准备

(1) 供氧装置:氧气筒及氧气压力表或流量表(管道氧气装置)(图 1-17)。

(2) 治疗车上层:治疗盘内备湿化瓶(内装 1/3～1/2 的蒸馏水)、治疗碗(碗内有纱布及纱布包裹的通气管)、内盛温开水的治疗碗、棉签、胶布、一次性鼻塞(单、双侧)。治疗盘外备扳手、弯盘、用氧记录单、笔、别针、手电筒、表、手消毒液。

(3) 治疗车下层:生活垃圾桶、医疗垃圾桶。

4. 患者准备　患者及家属了解吸氧操作的目的、注意事项,愿意配合。

【操作步骤】

1. 供氧装置

(1) 除尘:打开氧气筒的总开关,使少量气体从气门快速流出,随即迅速拧紧总开关。清洁气门,避免灰尘吹入氧气表内。

(2) 装表:将氧气压力表与气门处相接,拧上螺旋接头,并用扳手旋紧,氧气压力表须与地面垂直。

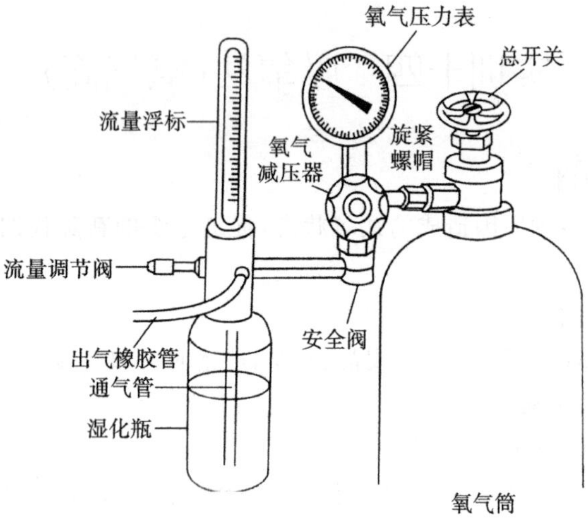

图 1-17　供氧装置

(3) 接湿化瓶:将通气管与流量表通气孔连接,安装湿化瓶。湿化瓶盛 1/3～1/2 体积的蒸馏水。

(4) 安装后检查:安装完毕后,开总开关,检查氧气的流出是否通畅,连接处有无漏气。

2. 核对解释　携用物至患者旁,核对床号、姓名、腕带并解释吸氧的目的,以取得配合。

3. 清洁鼻腔　润湿棉签,清洁单侧或双侧鼻腔,确保鼻腔通畅。

4. 调节流量　连接吸氧管,打开流量表,根据需要调节流量。如急性肺水肿一般为6～8 L/min,湿化瓶内盛 20%～30%乙醇。

5. 鼻导管给氧　将鼻导管前端放入装有温开水的治疗碗内,测试是否通畅及湿润鼻塞。将双侧鼻导管插入鼻孔内,深约 1 cm,并将导管绕过耳后,固定于下颌处,松紧适宜,用安全别针固定于枕旁(图 1-18)。告知患者及家属不要自行摘除鼻导管或者调节氧流量。

6. 观察记录　记录用氧时间、氧流量、吸氧方式及患者反应。

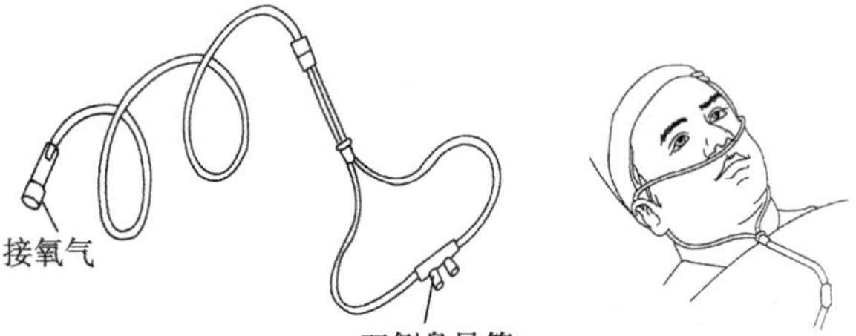

图 1-18　双侧鼻导管给氧法

7. 停用氧气　拔出鼻导管，先关闭流量开关，再关闭总开关，之后开流量开关放余气，再关闭流量开关。

8. 安置记录　帮助患者清洁鼻部，协助患者取舒适体位。整理用物归位，记录停用氧气时间和氧疗效果。

【注意事项】

(1) 严格遵守操作规程，注意用氧安全，切实做好“四防”，即防震、防火、防热、防油。

(2) 吸氧时应先调节流量再使用，中途更换流量时先分开氧气和鼻导管，调节好流量后再连接；停氧时应先拔管再关闭氧气开关，以免开错而导致高流速氧气冲入呼吸道损伤肺组织。

(3) 用氧过程中密切观察患者缺氧症状有无改善，呼吸是否通畅。

(4) 防止交叉感染，鼻导管、湿化瓶等应每日更换，使用氧气面罩者 4～8 小时更换一次。

(5) 氧气筒内氧气不可用尽，压力降至 0.5 MPa 时即不可再用，以防灰尘入内而导致再次充氧时有爆炸的危险。

(6) 对未使用和已用完的氧气筒应分别注明“满”或“空”的字样，避免急用时搬错而影响抢救。

（苟敏　杨运霞）

实训十五 吸痰法

【目的】

(1) 清除呼吸道分泌物,保持呼吸道通畅。

(2) 促进呼吸功能,改善肺通气。

(3) 预防肺不张、坠积性肺炎等并发症发生。

(4) 观察痰液的颜色、性状及数量,以利于判断肺部感染的状况。留取痰标本做培养和药敏试验,可指导选用抗生素。

【准备】

1. 环境准备 光线充足、通风良好,温湿度适宜。

2. 护士准备

(1) 核对医嘱。

(2) 评估患者:年龄、病情、意识、治疗情况、呼吸、排痰能力、口腔及鼻腔情况、心理状况及配合程度。

(3) 着装整洁,洗手、戴口罩。

3. 用物准备

(1) 治疗车上层:治疗盘内备有盖罐 2 个(试吸罐和冲洗罐,内盛无菌生理盐水)、一次性吸痰管数根、弯盘、无菌纱布、无菌镊子、无菌手套,必要时备压舌板、开口器、舌钳。治疗盘外备干燥瓶、手消毒液,另备电插板、电动吸引器或中心负压吸引装置。

(2) 治疗车下层:生活垃圾桶、医疗垃圾桶。

4. 患者准备 患者及家属了解吸痰的目的、方法,体位舒适,情绪稳定,愿意配合。

【操作步骤】

1. 检查仪器 接通电源,打开开关,检查负压吸引器性能、导管连接是否正确。

2. 核对解释 携用物至患者旁,核对床号、姓名、腕带并解释吸痰的目的,以取得配合。

3. 调节负压　一般成人吸痰负压为40.0～53.3 kPa，小儿应小于40.0 kPa。

4. 安置评估　将患者头部转向护士一侧，铺治疗巾于颌下。嘱患者张口，昏迷患者用张口器打开口腔，取下活动性义齿，舌后坠者用舌钳将舌拉出。评估患者口腔黏膜及人工气道情况，痰液的深度、性质和量。

5. 试吸检畅　撕开吸痰管包装前端，戴无菌手套，持吸痰管的手必须保持无菌。连接吸痰管，吸少量的生理盐水以检查管路是否通畅，同时湿润吸痰管。

6. 抽吸痰液　一手反折吸痰管末端，以免负压损伤黏膜；另一手用无菌镊子夹持吸痰管，插入患者口咽部，放松吸痰管末端。先吸口咽部，再吸气管内分泌物，自下而上、左右旋转、向上提拉，依次吸净分泌物。口腔有困难时，由鼻腔吸引。每次吸痰时间少于15秒。若行气管切开吸痰，应先吸气管切开处，再吸口鼻处。

7. 冲管分离　吸毕，分离吸痰管，抽吸无菌生理盐水冲洗负压吸引管。关闭吸引器开关，将吸引胶管玻璃接头插入干燥瓶内。

8. 做好观察　观察呼吸道是否通畅，患者的面色、呼吸、心率等，吸出液的量、颜色及性质。

9. 整理记录　擦净患者口鼻周围，必要时做好口腔护理，协助患者取舒适体位。整理用物，垃圾分类处理。洗手，记录吸痰时间，痰液的量、颜色、性质以及患者呼吸情况。

【注意事项】

(1) 严格执行无菌操作，吸痰用物应每天更换1～2次，吸痰管每次更换。气管切开者，每进入气管抽吸1次更换吸痰管1根。

(2) 选择粗细适宜的吸痰管，吸痰管不宜过粗，特别是小儿吸痰时。

(3) 吸痰动作轻稳，防止呼吸道黏膜损伤。

(4) 吸痰前后可适当吸氧，以免造成缺氧。

(5) 痰液黏稠时，可配合叩击、雾化吸入等方法，提高吸痰效果。

(6) 储液瓶内的液体应及时倾倒,不得超过瓶的 2/3。储液瓶内应放少量消毒液,使吸出液不黏附于瓶底,便于清洗消毒。

(荀敏　杨运霞)

实训十六　温水擦浴或乙醇擦浴

【目的】

为高热患者降温。

【准备】

1. 环境准备　关好门窗,安全、保暖,酌情调节室温,用围帘遮挡。

2. 护士准备

(1) 核对医嘱。

(2) 评估患者:年龄、病情、意识、生命体征、治疗情况;有无乙醇过敏史;皮肤颜色、温度,有无水肿、硬结、溃烂、伤口等;有无禁忌证;心理状况及配合程度。

(3) 着装整洁,洗手、戴口罩。

3. 用物准备

(1) 治疗车上层:大浴巾 1 块、小毛巾 2 块、热水袋及套、冰袋及套、盛 2/3 体积的 32～34 ℃温水的洗浴盆(乙醇擦浴需准备 25%～35%乙醇 200～300 mL,温度为 32～34 ℃),酌情备清洁衣裤、大单、便器、手消毒液。

(2) 治疗车下层:生活垃圾桶、医疗垃圾桶。

4. 患者准备　患者及家属明确操作目的、方法,愿意配合,取适当体位。

【操作步骤】

1. 核对解释　携用物至患者旁,核对床号、姓名、腕带并解释,以取得配合。关门窗、用围帘遮挡。擦浴前,在患者头部置冰袋以助降温并防止头部充血而致头痛;足底置热水袋,以促进足底血管扩张而减轻头部充血，并使患者感到舒适。

2. 擦浴　脱衣裤，将大浴巾垫于擦拭部位下，小毛巾浸入温水或乙醇溶液中，拧至半干，缠于手上成手套状，以离心方向擦拭，每侧部位可擦拭 3 分钟，全程不超过 20 分钟。最后用浴巾擦干皮肤，穿衣裤。擦拭顺序：双上肢→背腰部→双下肢，先近侧后对侧。擦浴时，擦至腋窝、腹股沟、腘窝等血管丰富处时，稍用力并延长停留时间，以促进散热。

（1）双上肢：自颈外侧→肩→上臂外侧→前臂外侧→手背，再侧胸→腋窝→上臂内侧→肘窝→前臂内侧→手掌。

（2）背腰部：帮助患者侧卧，擦拭颈下肩部→背部→臀部。

（3）双下肢：先髋部→大腿外侧→足背，再腹股沟→大腿内侧→内踝，最后臀下→大腿后侧→腘窝→足跟。

3. 整理记录　擦毕，取下热水袋，整理床单位，清理用物；半小时后测量患者体温，如体温低于 39 ℃则取下冰袋。记录擦浴时间、效果、患者反应。

【注意事项】

（1）高热恶寒患者、血液病患者、新生儿、高血压患者、对冷敏感的患者、风湿性疾病患者禁忌使用乙醇擦浴。

（2）擦浴过程中，应随时观察患者情况，如出现寒战、面色苍白、脉搏及呼吸异常，应立即停止，及时处理。

（3）禁忌擦拭后颈部、耳郭、胸前区、腹部和足心部位，以免引起不良反应。

（4）擦拭全过程不宜超过 20 分钟，以防产生继发效应。

（苟敏　杨运霞）

实训十七　热湿敷法

【目的】

解痉、消炎、消肿、镇痛。

【准备】

1. 环境准备 整洁，光线、温湿度适宜，酌情关闭门窗、使用围帘。

2. 护士准备

(1) 核对医嘱。

(2) 评估患者：年龄、病情、意识、活动度、治疗情况；局部皮肤颜色、温度，有无水肿、硬结、溃烂、伤口等；心理状况及配合程度。

(3) 着装整洁，洗手，戴口罩。

3. 用物准备

(1) 小水盆(内盛热水)、水温计、热水瓶。

(2) 治疗车上层：治疗盘内备纱布、敷布(大于患处面积)2 块、长把钳子 2 把、凡士林、棉签、毛巾、棉垫。治疗盘外备小橡胶单、治疗巾、弯盘、手消毒液。必要时备热水袋，有伤口者遵医嘱备换药用物。

(3) 治疗车下层：生活垃圾桶、医疗垃圾桶。

4. 患者准备 患者及家属了解热湿敷的目的、方法且愿意配合。

【操作步骤】

1. 核对解释 携用物至床边，核对患者床号、姓名、腕带并向患者及家属解释目的，以取得配合。协助患者取舒适体位，必要时用围帘遮挡患者。

2. 热湿敷

(1) 将敷布放入热水盆中，调水温至 50～60 ℃，暴露治疗部位，下垫橡胶单与治疗巾，局部涂凡士林(减缓热传导，防止烫伤)，盖单层纱布以保护皮肤。

(2) 用长把钳子拧干敷布(以不滴水为度)(图 1-19)，抖开以手腕掌侧试温度，将敷布敷于局部，盖上棉垫或大毛巾。

(3) 敷布每 3～5 分钟更换一次，热湿敷时间一般为 15～20 分钟。

(4) 及时更换盆内热水维持水温，若热湿敷部位不忌压，可将

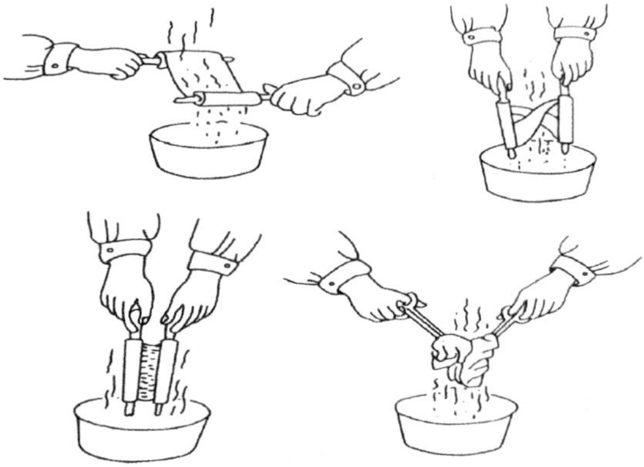

图 1-19　热湿敷敷布拧干方法

热水袋放置在敷布上再盖以大毛巾，以维持温度。如感觉过热，可揭起敷布一角，局部散热。

3. 整理记录　敷毕，揭开纱布，擦去凡士林，整理床单位，垃圾分类处理。洗手，记录热湿敷部位、时间、效果、局部反应及患者反应。

【注意事项】

（1）操作中随时了解患者的感受及需要并给予及时处理，注意观察局部皮肤的颜色及全身情况，以防烫伤。

（2）伤口部位做热湿敷应按无菌操作进行，热湿敷结束后，按外科换药法处理伤口。

（3）面部热湿敷后应嘱患者在室内休息 15 分钟后方可外出，防止着凉。

（苟敏　杨运霞）

实训十八　鼻　饲　法

【目的】

通过胃管供给流质食物、药物及水分，满足患者对营养和治疗的需要。

【准备】

1. 环境准备 整洁、安静,光线适宜,通风良好,无异味。

2. 护士准备

(1) 核对医嘱。

(2) 评估患者:年龄、病情、意识、活动度、治疗情况、鼻腔通畅性、心理状况及配合程度,有无禁忌证。

(3) 着装整洁、规范,修剪指甲、洗手、戴口罩。

3. 用物准备

(1) 治疗车上层:治疗盘无菌巾内备一次性胃管、压舌板、50 mL 注射器、镊子或止血钳、纱布;无菌巾外备治疗碗 2 个(盛鼻饲液和温开水,温度为 38～40 ℃)、棉签、无菌手套、润滑油、胶布、别针、听诊器、手电筒、卫生纸、毛巾、橡皮圈。拔管时治疗盘内备纱布、松节油、治疗巾、棉签、漱口杯(内盛温开水)。治疗盘外备弯盘、手消毒液。

(2) 治疗车下层:生活垃圾桶、医疗垃圾桶。

4. 患者准备 患者和家属了解鼻饲的目的、方法、注意事项,练习操作中的配合方法,情绪稳定。

【操作步骤】

1. 核对解释 携用物至患者旁,核对床号、姓名、腕带并解释鼻饲的目的,以取得配合,并引导患者练习操作中的配合方法。

2. 安置体位 协助患者取半坐卧位或坐位,病情较重者采取右侧卧位。昏迷患者插管时去枕仰卧,头向后仰,胃管插入会厌部约 15 cm,左手托起头部,使下颌靠近胸骨柄,加大咽部通道的弧度(图 1-20)。

3. 铺巾放盘 颌下铺治疗巾,弯盘放在便于取用处。

4. 清洁鼻腔 检查、清洁并选择鼻腔。鼻腔内无炎症、息肉、鼻中隔偏曲方可插管。

5. 测量润滑 打开鼻饲包,持镊子夹住胃管,测量插管长度。插管长度成人为从前额发际至剑突的距离(45～55 cm),小儿为从

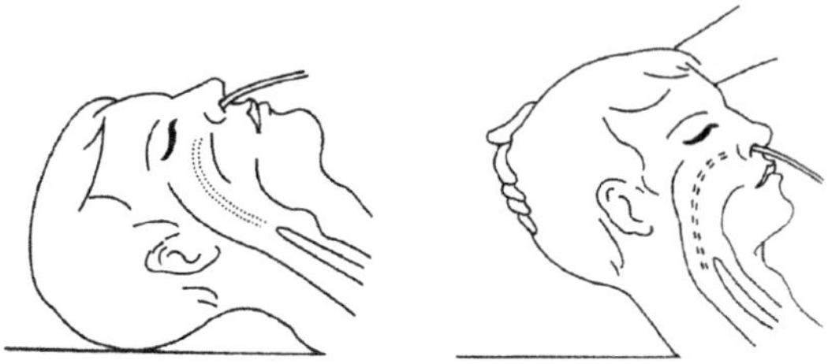

图 1-20 昏迷患者插管方法

眉间到剑突与脐中点的距离。持纱布托起胃管，用液体石蜡润滑胃管前段。

6. 规范插管 将胃管沿一侧鼻孔缓缓插入，至咽喉部(10～15 cm)时嘱患者做吞咽动作，随即迅速将管插入至预定长度，用注射器回抽，抽出胃液，即确定管进入胃内。注意观察患者反应，及时处理，如患者出现恶心症状，嘱患者做深呼吸或吞咽动作，暂停片刻；如出现呛咳、呼吸困难、发绀等，应立即拔出。确定胃管在胃内的三种方法：①直接抽出胃液；②听气过水声；③将胃管末端置于盛水的治疗碗内无气泡逸出。确认胃管已在胃内后，用胶布固定胃管于鼻翼及同侧颊部。

7. 灌注溶液 用 50 mL 注射器先缓慢注入少量温开水，然后注入流质饮食或药物，药片应研碎溶解后灌入，最后注入少量温开水冲管。灌注过程中应速度均匀，避免注入空气。

8. 固定胃管 将胃管末端开口关闭反折包好，用别针固定于患者肩部或枕旁。

9. 整理记录 清洁患者面部，嘱患者维持原卧位 20～30 分钟以防止呕吐。整理床单位，垃圾分类处理。记录插管时间，每次鼻饲的时间、种类、量及患者的反应。

10. 拔出胃管 停止鼻饲或需要更换胃管时。

(1) 携用物至患者旁，核对床号、姓名、腕带并解释以取得配合。

(2) 将弯盘放在患者颌下，揭去胶布用纱布包裹近鼻孔处的胃管。

(3) 请患者做深呼吸,待患者慢慢呼气时,迅速轻柔地拔出胃管,清洁患者口鼻及面部,协助患者漱口。

(4) 协助患者取舒适卧位,整理床单位,垃圾分类处理。记录拔管时间和患者的反应。

【注意事项】

(1) 食管-胃底静脉曲张、食管梗阻、食管癌患者禁忌鼻饲。

(2) 插管前做好解释工作,消除患者的疑虑。

(3) 插管时动作轻稳,尤其是胃管通过食管的三个狭窄处(环状软骨水平处、左主支气管分叉处、食管通过膈肌处)时,以免损伤食管黏膜。

(4) 必须证实胃管在胃内且通畅,用少量温开水冲管后方可灌注食物,鼻饲完毕后再次注入少量温开水,防止鼻饲液凝结。

(5) 每次鼻饲量不超过 200 mL,间隔时间不少于 2 小时,鼻饲液温度应保持在 38～40 ℃。

(6) 长期鼻饲者,应每日进行 2 次口腔护理,定期更换胃管,晚上拔出胃管,次日晨再由另一侧鼻孔插入。

(苟敏　杨运霞)

实训十九　大量不保留灌肠法

【目的】

(1) 解除便秘和肠胀气。

(2) 清洁肠道,为手术、检查或分娩做准备。

(3) 减轻中毒,稀释和清除肠道内有害物质。

(4) 为高热患者降温。

【准备】

1. 环境准备　提供安全、舒适、隐私的环境,光线适宜,关闭门窗,调节室温,用围帘遮挡。请无关人员回避。

2. 护士准备

(1) 核对医嘱。

(2) 评估患者：年龄、病情、意识、生命体征、活动度、治疗情况；排便情况，肛周皮肤、黏膜状况；心理状况及配合程度；有无禁忌证。

(3) 着装整洁，洗手、戴口罩。

3. 用物准备

(1) 遵医嘱备灌肠液：常用溶液为生理盐水、1%肥皂水。成人每次用量为500～1000 mL，小儿用量一般为200～500 mL。灌肠液温度以39～41 ℃为宜，高热降温时用28～32 ℃，中暑患者用4 ℃的生理盐水。

(2) 治疗车上层：治疗盘内备一次性灌肠袋、润滑剂、棉签、手套、水温计、卫生纸。治疗盘外备橡胶单及治疗巾、弯盘、手消毒液。另备输液架。

(3) 治疗车下层：便盆及便盆巾、生活垃圾桶、医疗垃圾桶。

4. 患者准备　患者及家属了解灌肠的目的、方法、注意事项，愿意配合，有安全感。

【操作步骤】

1. 核对解释　携带用物至患者旁，核对床号、姓名、腕带并解释，以取得配合。关门窗，用围帘遮挡，嘱患者排尿。

2. 安置体位　协助患者取左侧卧位，臀部靠近床沿，双膝屈曲，脱裤至膝部，臀下垫橡胶单及治疗巾，弯盘放于臀旁。排便失禁者可取仰卧位，臀下置便盆，操作过程中注意保暖。

3. 挂灌肠袋　打开一次性灌肠袋，将灌肠袋挂在输液架上，关闭开关，注入灌肠液，袋内液面距肛门40～60 cm(图1-21)。

4. 插管灌液　戴手套，润滑肛管前端，排净管内空气。一手持卫生纸轻轻分开臀部，显露肛门，另一手持肛管轻轻插入直肠7～10 cm(小儿插入长度为4～7 cm)，固定肛管，松开夹子，使灌肠液缓缓流入。

5. 灌洗过程中异常情况的处理　观察袋内液面下降情况和患

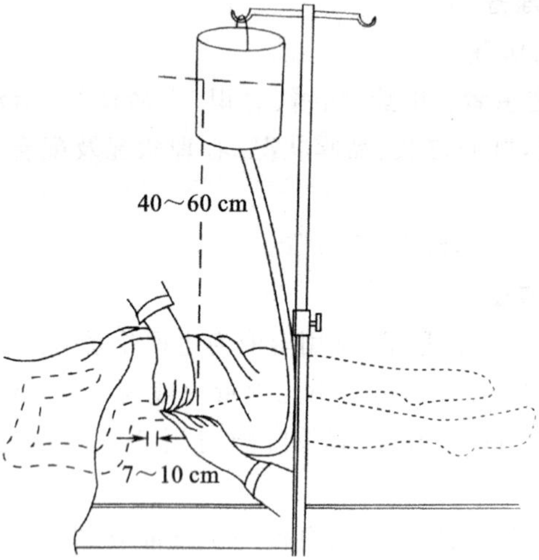

图 1-21　大量不保留灌肠法

者反应，如液体流入受阻，可稍移动或挤捏肛管溶液；患者如有便意指导做深呼吸，同时适当调低灌肠袋的高度，减慢流速；患者如出现面色苍白、出冷汗、剧烈腹痛、脉速、心慌气急应立即停止灌肠，报告医生协助处理。

6. 拔出肛管　在灌肠液即将流尽时，关闭调节器，用纸巾包裹肛管轻轻拔出，放入弯盘，擦净肛门。

7. 安置患者　协助患者取舒适卧位，嘱咐患者拔管后尽可能保留 5～10 分钟后再排便。如为降温灌肠，灌肠后保留 30 分钟后再排便，排便后 30 分钟再测体温。

8. 整理用物　撤去用物，开窗通风，垃圾分类处理。

9. 观察记录　观察粪便的性质、量、颜色等，必要时留取标本送检。洗手，在体温单大便栏中记录灌肠结果，灌肠后解便一次记为 1/E；自行排便一次，灌肠后又解便一次记为 $1^1/E$。

【注意事项】

（1）妊娠、急腹症、消化道出血和各种严重疾病晚期患者禁忌灌肠。

（2）准确掌握灌肠液的温度、浓度、压力和量。

（3）肝性脑病患者禁用肥皂水灌肠，以减少氨的产生和吸收；充血性心力衰竭和水钠潴留患者禁用生理盐水灌肠，以控制钠的摄入；为伤寒患者灌肠时，溶液不得超过500 mL，液面距肛门不得超过 30 cm，以免引起肠出血、肠穿孔等。

（苟敏　杨运霞）

实训二十　导　尿　术

【目的】

（1）为尿潴留患者引流出尿液，减轻或解除痛苦。

（2）协助临床诊断：留取尿标本做细菌培养；测量膀胱容量、压力及检查残余尿量；进行尿道或膀胱造影。

（3）为膀胱肿瘤患者进行膀胱化疗。

【准备】

1. 环境准备　提供安全、清洁、舒适、隐私的环境，光线适宜，关闭门窗，根据季节调节室温，用围帘遮挡。请无关人员回避。

2. 护士准备

（1）核对医嘱。

（2）评估患者：年龄、病情、意识、生命体征；排尿情况，自理能力，膀胱充盈度，会阴部皮肤、黏膜情况；心理状况及配合程度。

（3）着装整洁，衣帽规范，修剪指甲、洗手、戴口罩。

3. 用物准备

（1）治疗车上层：治疗盘内备无菌导尿包（包内有初步消毒、再次消毒和导尿用物）。初步消毒用物有弯盘、小方盘各 1 个，消毒棉球 1 包，镊子，纱布，手套 1 只。再次消毒和导尿用物有弯盘和小方盘各 1 个、无菌手套 1 双、单腔导尿管、消毒棉球 1 包、液体石蜡棉球包 1 个、镊子 2 把、标本瓶 1 个、洞巾 1 块、纱布 1 块。治疗盘外备橡胶单及治疗巾 1 套、浴巾、手消毒液。

（2）治疗车下层：便盆及便盆巾、生活垃圾桶、医疗垃圾桶。

4. 患者准备 患者和家属了解导尿的目的、方法、注意事项，愿意配合。必要时嘱患者做外阴清洗。

【操作步骤】

1. 核对解释 携带用物至患者旁，核对床号、姓名、腕带并解释，以取得配合。关门窗，用围帘遮挡。

2. 安置体位 松盖被，置便盆于床尾床旁椅上，打开便盆巾；协助患者脱去对侧裤腿盖于近侧腿部，并加盖浴巾，将被子盖于患者胸腹部和对侧腿部；协助患者屈膝仰卧，双腿外展，露出外阴，臀下铺橡胶单及治疗巾。

3. 消毒导尿

（1）女患者导尿术

① 初步消毒：按照无菌手法取出无菌导尿包中的初步消毒用物，将弯盘置于近外阴处接放污物，小方盘置于患者两腿之间。一手戴手套，另一手持镊子夹消毒棉球，依次消毒阴阜、大阴唇，再用戴手套的手分开大阴唇消毒小阴唇、尿道口。消毒毕脱手套至弯盘内，将弯盘移至治疗车下层。操作过程中应遵循消毒原则，即由上至下、由外向内、先对侧后近侧，每个棉球只用一次。

② 开包铺巾：用手消毒液洗手后，取无菌导尿包放于患者两腿间，按照无菌技术打开，戴无菌手套，铺洞巾于患者外阴处，使洞巾和内层包布形成一无菌区，检查并合理摆放无菌区内用物。

③ 润滑导尿管：用无菌液体石蜡棉球润滑导尿管前端并置于小方盘内夹紧备用。

④ 再次消毒：将弯盘置于外阴处，一手分开小阴唇，另一手持镊子夹消毒棉球自上而下依次消毒尿道口、双侧小阴唇、尿道口（稍加停留），消毒毕固定小阴唇的手不可松开。将盛放污棉球、消毒镊子的弯盘移至床尾。

⑤ 插导尿管：继续固定小阴唇，将放有导尿管的小方盘移近洞巾口旁，嘱患者深呼吸，用另一镊子夹导尿管，轻轻插入尿道 4～6 cm，见尿流出再插入 1～2 cm；松开固定小阴唇的手下移固定导

尿管,将尿液引入小方盘内。

(2) 男患者导尿术(图 1-22)

① 初步消毒:按照无菌手法取出无菌导尿包中的初步消毒用物,将弯盘置于近外阴处接放污物,小方盘置于患者两腿之间。一手戴手套,另一手持镊子夹消毒棉球,依次消毒阴阜、阴茎上面,然后用无菌纱布提起阴茎消毒阴茎下面、阴囊上面,继续用无菌纱布裹住阴茎将包皮向后推暴露尿道口,自尿道口向外向后旋转消毒尿道口、龟头、冠状沟。消毒毕脱手套至弯盘内,将弯盘移至治疗车下层。操作过程中应遵循消毒原则,即由上至下、先对侧后近侧,由根部向尿道口消毒阴茎,每个棉球只用一次。

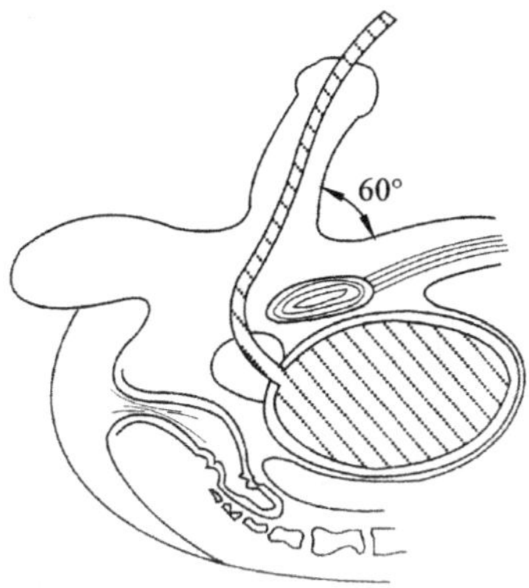

图 1-22　男患者导尿术

② 开包铺巾:用手消毒液洗手后,取无菌导尿包放于患者两腿间,按照无菌技术打开,戴无菌手套,铺洞巾于患者外阴处,暴露阴茎,使洞巾和内层包布形成一无菌区,检查并合理摆放无菌区内用物。

③ 润滑导尿管:用无菌液体石蜡棉球润滑导尿管前端并置于小方盘内夹紧备用。

④ 再次消毒:用无菌纱布裹住阴茎将包皮向后推暴露尿道口,自尿道口向外向后旋转依次消毒尿道口、龟头、冠状沟、尿道口(稍加停留),消毒毕仍固定阴茎。将盛放污棉球、消毒镊子的弯盘移

至床尾。

⑤ 插导尿管:将放有导尿管的小方盘移近洞巾口旁,用固定阴茎的手将阴茎提起与腹壁成60°角(使耻骨前弯消失),嘱患者张口呼吸,用镊子夹导尿管轻轻插入尿道20～22 cm,见尿流出再插入1～2 cm;松开固定阴茎的手下移固定导尿管,将尿液引入小方盘内。

4. 留取尿标本 用无菌标本瓶接取中段尿5 mL置合适处,及时将小方盘内的尿液倒入便盆。

5. 拔管整理 导尿毕,用纱布包裹导尿管拔出,擦净外阴,撤去洞巾,整理导尿用物,统一弃于医疗垃圾桶内。协助患者穿裤,取舒适体位,整理床单位。

6. 洗手记录 洗手,记录导尿时间、尿量、尿液性状及患者情况。标本及时送检。

【注意事项】

(1) 严格执行无菌技术操作,预防泌尿系统感染。

(2) 必须掌握男、女性尿道的解剖特点,选择适宜的导尿管,操作手法轻柔,防止损伤尿道黏膜。

(3) 操作过程中保护患者隐私,注意保暖。

(4) 为女性患者导尿时,如导尿管误入阴道,应另换无菌导尿管重新插管。

(5) 对膀胱高度膨胀且又极度虚弱的患者,第一次导尿量不可超过1000 mL,以防大量放尿导致腹腔内压突然降低,大量血液滞留于腹腔血管内,导致血压下降而虚脱;也可因膀胱内压骤降,导致膀胱黏膜急剧充血,引起尿血。

(荀敏　杨运霞)

实训二十一　留置导尿术

【目的】

(1) 抢救危重、休克患者时正确记录每小时尿量、测量尿比重,以密切观察患者的病情变化。

（2）为盆腔手术排空膀胱，使膀胱持续保持空虚状态，避免术中误伤。

（3）某些泌尿系统疾病手术后留置导尿管便于引流和冲洗，并可减轻手术切口的张力，促进切口的愈合。

（4）为尿失禁或会阴部有伤口的患者引流尿液，保持会阴部的清洁干燥。

（5）为尿失禁患者行膀胱功能训练。

【准备】

1. 环境准备　提供安全、清洁、舒适、隐私的环境，光线适宜，关闭门窗，根据季节调节室温，用围帘遮挡。请无关人员回避。

2. 护士准备

（1）核对医嘱。

（2）评估患者：年龄、病情、意识、生命体征；排尿情况，自理能力，膀胱充盈度，会阴部皮肤、黏膜情况；心理状况及配合程度。

（3）着装整洁，衣帽规范，修剪指甲、洗手、戴口罩。

3. 用物准备

（1）治疗车上层：治疗盘内备无菌导尿包（包括初步消毒、再次消毒和导尿用物）。初步消毒用物有小方盘，内盛数个消毒棉球袋、镊子、纱布、手套。再次消毒及导尿用物有手套、洞巾、弯盘、气囊导尿管、消毒棉球袋、镊子 2 把、10 mL 注射器（自带无菌液体）、润滑油棉球袋、标本瓶、时间标签、纱布、集尿袋、方盘、外包治疗巾。治疗盘外备小橡胶单和治疗巾 1 套、浴巾、弯盘、手消毒液。

（2）治疗车下层：便盆及便盆巾、生活垃圾桶、医疗垃圾桶。

4. 患者准备　患者及家属了解留置导尿的目的、方法和注意事项，愿意配合；学会保持导尿管通畅和防止脱落的方法等；清洁外阴，做好导尿的准备。

【操作步骤】

1. 核对解释　携带用物至患者旁，核对床号、姓名、腕带并解释，以取得配合。关门窗，用围帘遮挡。

2. 安置体位 松盖被，置便盆于床尾床旁椅上，打开便盆巾；协助患者脱去对侧裤腿盖于近侧腿部，并加盖浴巾，将被子盖于患者胸腹部和对侧腿部；协助患者屈膝仰卧，双腿外展，露出外阴，臀下铺橡胶单及治疗巾。

3. 消毒导尿

(1) 女患者留置导尿术

① 初步消毒：按照无菌手法取出无菌导尿包中的初步消毒用物，将弯盘置于近外阴处接放污物，小方盘置于患者两腿之间。一手戴手套，另一手持镊子夹消毒棉球，依次消毒阴阜、大阴唇，再用戴手套的手分开大阴唇消毒小阴唇、尿道口。消毒毕脱手套至弯盘内，将弯盘移至治疗车下层。操作过程中应遵循消毒原则，即由上至下、由外向内、先对侧后近侧，每个棉球只用一次。

② 开包铺巾：用手消毒液洗手后，取无菌导尿包放于患者两腿间，按照无菌技术打开，戴无菌手套，铺洞巾于患者外阴处，使洞巾和内层包布形成一无菌区，检查并合理摆放无菌区内用物。

③ 润滑导尿管：检查导尿管气囊有无漏气，将导尿管与集尿袋的引流管连接，用无菌润滑油棉球润滑导尿管前端并置于小方盘内备用。

④ 再次消毒：将弯盘置于外阴处，一手分开小阴唇，另一手持镊子夹消毒棉球自上而下依次消毒尿道口、双侧小阴唇、尿道口(稍加停留)，消毒毕固定小阴唇的手不可松开。将盛放污棉球、消毒镊子的弯盘移至床尾。

⑤ 插导尿管：继续固定小阴唇，将放有导尿管的小方盘移近洞巾口旁，嘱患者深呼吸，用另一镊子夹导尿管，轻轻插入尿道 4～6 cm，见尿流出再插入 7～10 cm。

⑥ 气囊内固定：连接注射器根据导尿管上注明的气囊容积向气囊注入等量的空气或无菌溶液，轻拉导尿管有阻力感，即证实导尿管固定于膀胱内。

(2) 男患者留置导尿术

① 初步消毒：按照无菌手法取出无菌导尿包中的初步消毒用

物，将弯盘置于近外阴处接放污物，小方盘置于患者两腿之间。一手戴手套，另一手持镊子夹消毒棉球，依次消毒阴阜、阴茎上面，然后用无菌纱布提起阴茎消毒阴茎下面、阴囊上面，继续用无菌纱布裹住阴茎将包皮向后推暴露尿道口，自尿道口向外向后旋转消毒尿道口、龟头、冠状沟。消毒毕脱手套至弯盘内，将弯盘移至治疗车下层。操作过程中应遵循消毒原则，即由上至下、先对侧后近侧，由根部向尿道口消毒阴茎，每个棉球只用一次。

② 开包铺巾：用手消毒液洗手后，取无菌导尿包放于患者两腿间，按照无菌技术打开，戴无菌手套，铺洞巾于患者外阴处，暴露阴茎，使洞巾和内层包布形成一无菌区，检查并合理摆放无菌区内用物。

③ 润滑导尿管：检查导尿管气囊有无漏气，将导尿管与集尿袋的引流管连接，用无菌润滑油棉球润滑导尿管前端并置于小方盘内备用。

④ 再次消毒：用无菌纱布裹住阴茎将包皮向后推暴露尿道口，自尿道口向外向后旋转依次消毒尿道口、龟头、冠状沟、尿道口（稍加停留），消毒毕仍固定阴茎。将盛放污棉球、消毒镊子的弯盘移至床尾。

⑤ 插导尿管：将放有导尿管的小方盘移近洞巾口旁，用固定阴茎的手将阴茎提起与腹壁成60°角（使耻骨前弯消失），嘱患者张口呼吸，用镊子夹导尿管轻轻插入尿道20～22 cm，见尿流出再插入7～10 cm。

⑥ 气囊内固定：连接注射器根据导尿管上注明的气囊容积向气囊注入等量的空气或无菌溶液，轻拉导尿管有阻力感，即证实导尿管固定于膀胱内。

4. 固定集尿袋　导尿成功后，夹闭引流管，撤下洞巾，擦净外阴，用安全别针将集尿袋的引流管固定在床单上。引流管要留出足够的长度，防止因翻身牵拉而使导尿管滑脱；集尿袋固定于床沿下，低于膀胱的高度，防止逆行感染。

5. 注明时间　开放导尿管和引流管，贴上时间标签并注明置管日期和时间。

6. 整理记录 整理导尿用物，统一弃于下层医疗垃圾桶内。协助患者穿裤，取舒适体位，整理床单位。洗手，记录导尿时间、尿量、尿液性状及患者情况。

【注意事项】

(1) 同导尿术注意事项。

(2) 气囊导尿管固定时要注意不能过度牵拉导尿管，以防膨胀的气囊卡在尿道内口，压迫膀胱壁或尿道，导致黏膜损伤。

(3) 防止泌尿系统感染的护理措施。

① 保持尿道口清洁：女性患者尿道口及外阴，男性患者尿道口、龟头及包皮，用消毒液棉球每日擦拭 1～2 次。

② 注意保持引流通畅，避免因导尿管受压、扭曲、堵塞等导致泌尿系统的感染。

③ 在病情允许的情况下多饮水，每天尿量应维持在 2000 mL 以上，以达到自然冲洗尿道的作用。

④ 每日定时更换集尿袋，观察并及时排空集尿袋内尿液，记录尿量、尿液性状。

⑤ 定期更换导尿管，普通导尿管每周更换 1 次，硅胶导尿管酌情延长更换周期。

⑥ 离床活动时，集尿袋不得高于膀胱高度，避免挤压；导尿管固定于大腿上并保持通畅。

(4) 训练膀胱功能时可采取间歇性夹闭导尿管，每隔 3～4 小时开放 1 次，使膀胱定时充盈和排空，促进膀胱功能的恢复。

(5) 注意患者的主诉并观察尿液的情况，每周检查尿常规 1 次，发现尿液混浊、沉淀、有结晶时，应及时报告医生，必要时进行膀胱冲洗。

（段蔚琨　刘霞）

实训二十二　皮内注射法

【目的】

(1) 用于各种药物过敏试验,以观察有无过敏反应。

(2) 预防接种。

(3) 局部麻醉的起始步骤。

【准备】

1. 环境准备　备物环境按无菌操作要求进行;注射环境整洁、安静、安全、明亮。

2. 护士准备

(1) 核对医嘱。

(2) 评估患者:病情、年龄、意识、治疗情况,有无药物过敏史、用药史、家族史;是否空腹(低血糖反应、晕针反应易与过敏反应混淆);局部皮肤情况、肢体活动度;对给药计划的了解、认识及配合程度。

(3) 熟悉药物的用法及药理作用,着装整洁、衣帽规范,洗手、戴口罩。

3. 用物准备

(1) 治疗车上层:注射盘内备已配制或抽好药物的 1 mL 注射器一支、注射卡、0.1%盐酸肾上腺素、2.5 mL 注射器一支、75%乙醇、棉签、砂轮、剪刀,酌情另备生理盐水、0.5%碘伏。注射盘外备表、弯盘、手消毒液。

(2) 治疗车下层:生活垃圾桶、医疗垃圾桶、锐器回收盒。

4. 患者准备　患者及家属了解皮内注射的目的、部位、方法,体位舒适,情绪稳定,愿意配合。

【操作步骤】

1. 准备药液　按医嘱备药,选两人严格查对(床号、姓名、药名、浓度、剂量、配制方法、配制时间)。

2. 核对解释 携带用物至患者旁，核对床号、姓名、腕带，再次询问患者的药物过敏史、用药史、家族史，解释并取得配合。凡首次用药、停药 3 天后再用，以及更换药物批号，均须按常规做过敏试验。

3. 定位消毒排气 选前臂掌侧下段，用 75%乙醇棉签常规消毒皮肤两遍，待干，排尽注射器内空气。皮肤药敏试验取前臂掌侧下段，因该处皮肤较薄，皮色较淡，易于注射和辨认；预防接种常选用三角肌下缘部位；局部麻醉时消毒实施局部麻醉处。

4. 进针推药 一手绷紧皮肤，另一手持注射器，使针头斜面向上，与皮肤成 5°角刺入皮内；待针头斜面进入皮内后，放平注射器（图 1-23）。注入药液 0.1 mL，药量要准确，使局部形成一个圆形隆起的皮丘，皮肤变白，毛孔变大。

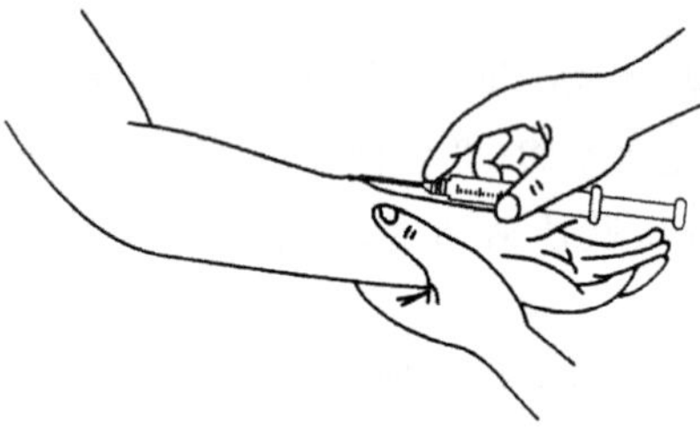

图 1-23　皮内注射法

5. 拔针观察 注射完毕，迅速拔出针头，切勿按揉，拔针后再次核对，看表计时。严密观察患者，注意局部和全身反应，倾听患者主诉。20 分钟后观察结果并做出判断。注射完毕后对患者的健康教育：15～20 分钟内勿离开病房或注射室；切勿按揉、擦拭注射处，以免影响结果的观察和判断；如有不适立即告诉医护人员。

6. 整理记录 协助患者取舒适体位，整理用物，垃圾分类处理，洗手记录。青霉素皮肤敏感试验结果阳性者禁止使用青霉素，同时报告医生，在医嘱单、体温单、病历、床头卡、门诊卡、注射卡上以红色醒目地注明青霉素过敏试验阳性反应，并告知患者及其家属。

【注意事项】

(1) 严格执行查对制度,严格遵守无菌操作原则和消毒隔离原则。

(2) 注射前详细询问患者的药物过敏史、用药史、家族史,如对需要注射的药液有过敏史,则不能进行皮内注射,应与医生联系,做好标记。

(3) 皮肤消毒忌用碘酊。

(4) 进针勿过深,拔针不按压,以免影响结果的观察。

(5) 如需做对照试验,用另一注射器和针头在另一前臂的相同部位注入 0.1 mL 等渗盐水,20 分钟后对照观察反应。

(荀敏　杨运霞)

实训二十三　皮下注射法

【目的】

(1) 用于需在一定时间内发生药效、不能或不宜经口服给药时。

(2) 预防接种。

(3) 局部麻醉用药。

【准备】

1. 环境准备　备物环境按无菌操作要求进行;注射环境整洁、安静、安全、明亮。

2. 护士准备

(1) 核对医嘱。

(2) 评估患者:病情、年龄、意识、治疗情况、局部皮肤情况、肢体活动度;对给药计划的了解、认识及配合程度。

(3) 熟悉药物的用法及药理作用,着装整洁、衣帽规范,洗手、戴口罩。

3. 用物准备

(1) 治疗车上层:注射盘内备2.5 mL注射器及5.5号和6号针头、按医嘱准备的药物、注射卡、0.5%碘伏、棉签、砂轮、剪刀。注射盘外备弯盘、手消毒液。

(2) 治疗车下层:生活垃圾桶、医疗垃圾桶、锐器回收盒。

4. 患者准备 患者及家属了解皮下注射的目的、部位、配合方法,取舒适放松体位并暴露注射部位。

【操作步骤】

1. 查对备药 遵医嘱备药,选两人严格查对(床号、姓名、药名、浓度、剂量、配制方法、配制时间),按照药物抽吸法抽吸药物并放妥备用。

2. 核对解释 携带用物至患者旁,核对床号、姓名、腕带,再次询问患者的用药史,解释并取得配合。

3. 选择部位 协助患者取坐位或卧位,注射部位可在上臂三角肌下缘、大腿前侧与外侧、后背、两侧腹壁(图1-24)。注射部位皮肤应无炎症、瘢痕、硬结,避开神经和血管;经常注射者应更换部位,轮流注射。

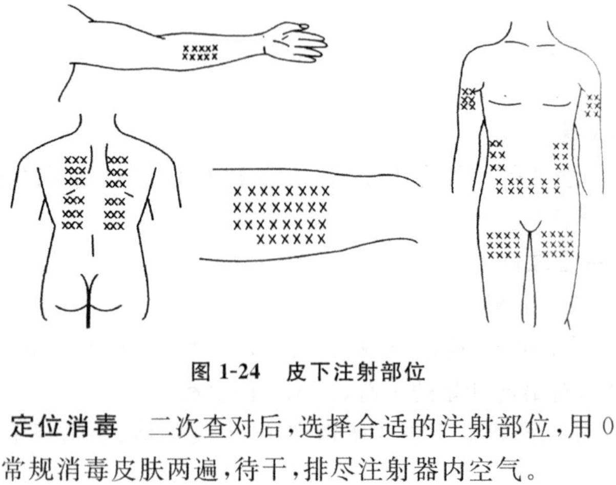

图1-24 皮下注射部位

4. 定位消毒 二次查对后,选择合适的注射部位,用0.5%碘伏棉签常规消毒皮肤两遍,待干,排尽注射器内空气。

5. 穿刺进针 一手绷紧注射部位皮肤,另一手食指固定针栓,使针头斜面向上，与皮肤成30°～40°角，迅速将针梗的1/2～2/3刺入皮下（图1-25）。对于消瘦的患者，可捏起注射部位的皮肤，穿刺角度可适当减小。

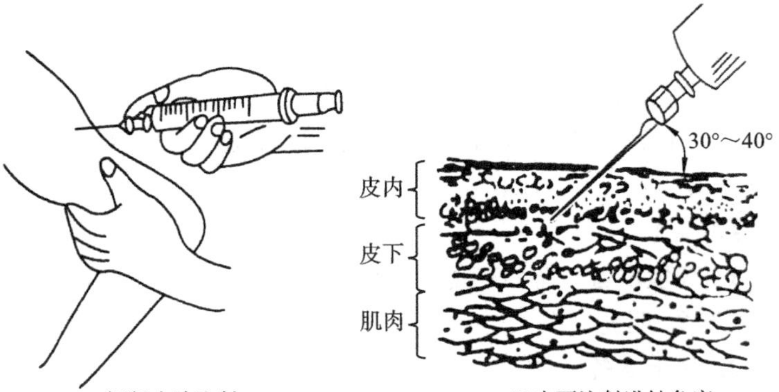

图1-25　皮下注射法

6. 回抽推药　用持针的手固定针栓，另一手转动活塞，回抽无回血后，缓慢匀速注入药液。注射少于1 mL的药液时，必须用1 mL注射器，以保证注入药液剂量准确。

7. 拔针按压　注射毕，以棉签轻压针刺处，快速拔针，轻轻按压至不出血为止，拔针后进行第三次查对，并嘱咐注意事项。

8. 整理记录　协助患者取舒适体位，整理用物。垃圾分类处理，洗手，记录注射时间、患者的反应。

【注意事项】

（1）严格执行查对制度，严格遵守无菌操作原则和消毒隔离原则。

（2）针头刺入角度不宜大于45°，以免刺入肌层。

（3）刺激性强的药物不宜进行皮下注射。

（4）需要长期注射者应更换部位，轮流注射，保证药物的吸收。

（苟敏　杨运霞）

实训二十四　肌内注射法

【目的】

(1) 注射刺激性较强或药量较大的药物。

(2) 用于不宜或不能口服、皮下注射、静脉注射且要求迅速发生疗效时。

【准备】

1. 环境准备　备物环境按无菌操作要求进行;注射环境整洁、安静、安全、明亮。

2. 护士准备

(1) 核对医嘱。

(2) 评估患者:病情、年龄、意识、治疗情况、局部皮肤情况、肢体活动度;对给药计划的了解、认识及配合程度。

(3) 熟悉药物的用法及药理作用,着装整洁、衣帽规范,洗手、戴口罩。

3. 用物准备

(1) 治疗车上层:注射盘内备 5 mL 注射器及 6 号和 7 号针头、按医嘱准备的药物、注射卡、0.5%碘伏、棉签、砂轮、剪刀。注射盘外备弯盘、手消毒液。

(2) 治疗车下层:生活垃圾桶、医疗垃圾桶、锐器回收盒。

4. 患者准备　患者及家属了解肌内注射的目的、部位、配合方法,取舒适放松体位并暴露注射部位。

【操作步骤】

1. 查对备药　遵医嘱备药,选两人严格查对(床号、姓名、药名、浓度、剂量、配制方法、配制时间),按照药物抽吸法抽吸药物并放妥备用。两种药液同时注射时,要注意配伍禁忌。

2. 核对解释　携带用物至患者旁,核对床号、姓名、腕带,再次询问患者的用药史,解释并取得配合。

3. 安置体位与选择部位 协助患者取适当体位，使臀部肌肉放松，减轻不适感。注射部位最常选择的是臀大肌(图 1-26)，其次为臀中肌、臀小肌(图 1-27)、股外侧肌(图 1-28)及上臂三角肌。注射部位皮肤应无炎症、瘢痕、硬结，避开神经和血管；经常注射者应更换部位，轮流注射，避免硬结的发生。

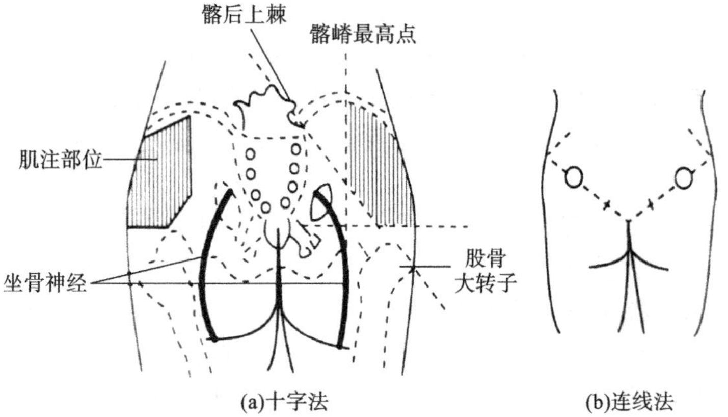

图 1-26 肌内注射部位——臀大肌

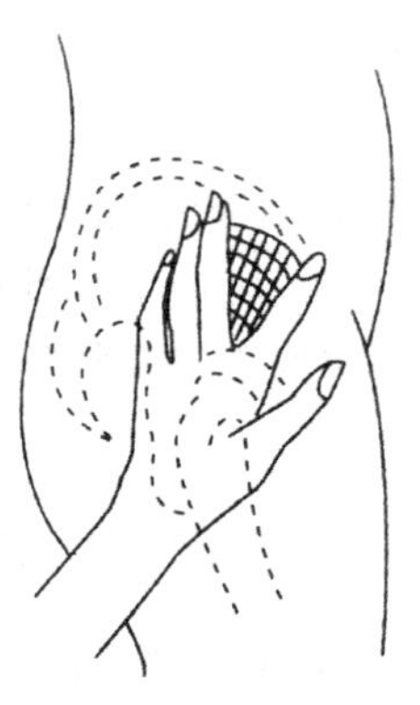

图 1-27 肌内注射部位——臀中肌、臀小肌

4. 定位消毒 二次查对后，选择合适的注射部位，用 0.5%碘伏棉签常规消毒皮肤两遍，待干，排尽注射器内空气。

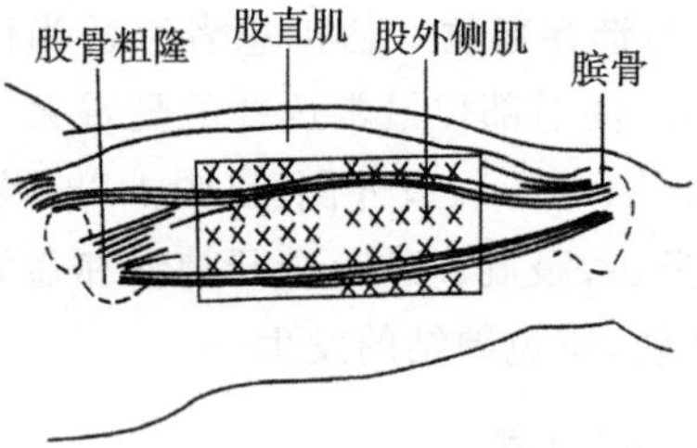

图 1-28 肌内注射部位——股外侧肌

5. 穿刺进针 一手拇指和食指绷紧皮肤，另一手持针如握笔姿势，以中指固定针栓，针头与注射部位成 90°角，迅速将针梗的 2/3刺入肌肉内(图 1-29)，消瘦者及儿童酌减。

6. 回抽推药 用持针的手固定针栓，另一手转动活塞，回抽无回血后，缓慢匀速注入药液。

7. 拔针按压 注射毕，以棉签轻压针刺处，快速拔针，轻轻按压至不出血为止，拔针后进行第三次查对，并嘱咐注意事项。

8. 整理记录 协助患者取舒适体位，整理用物。垃圾分类处理，洗手，记录注射时间、患者的反应。

【注意事项】

(1) 严格执行查对制度，严格遵守无菌操作原则和消毒隔离原则。

(2) 勿将针梗全部刺入，以防针梗从根部折断。若注射中途针头折断，应嘱患者保持原位不动，固定局部组织，防止断针移位，并尽快用无菌血管钳夹住断端取出；如断端全部埋入肌内，立即请外科大夫处理。

(3) 需长期做肌内注射者，注射部位应交替更换，避免硬结的发生。

(4) 2 岁以下婴幼儿不宜选用臀大肌注射，因臀大肌发育不完善，选择其可能损伤坐骨神经，可选择臀中肌、臀小肌、股外侧肌进行肌内注射。

(5) 使用油剂或混悬液时，应选用较粗长针头深部注射，以减轻疼痛。

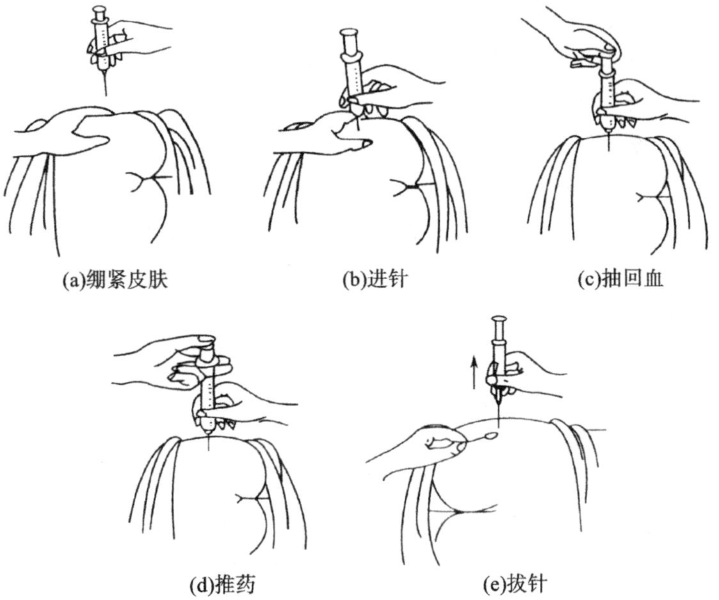

图 1-29　肌内注射法

（苟敏　杨运霞）

实训二十五　静脉注射法

【目的】

（1）用于不宜口服、皮下或肌内注射，需迅速发生药效时。

（2）用于药物浓度高、刺激性大、量多而不宜采取其他注射方法时。

（3）做诊断性检查时，要由静脉注入药物，如为肝、肾、胆囊等行 X 线摄片或 CT 造影时。

（4）采集血标本。

（5）静脉营养治疗。

【准备】

1. 环境准备 备物环境按无菌操作要求进行;注射环境整洁、安静、安全、明亮。

2. 护士准备

(1) 核对医嘱。

(2) 评估患者:病情、年龄、意识、治疗情况;肢体活动度、穿刺部位的皮肤状况、静脉充盈度及管壁弹性;对给药计划的了解、认识及配合程度。

(3) 熟悉药物的用法及药理作用,着装整洁、衣帽规范,洗手、戴口罩。

3. 用物准备

(1) 治疗车上层:注射盘内备 30 mL 注射器、6 号及 7 号头皮静脉针、按医嘱准备的药物、0.5%碘伏、止血带、小垫枕、胶布、注射卡、棉签、砂轮、剪刀。注射盘外备弯盘、手消毒液。

(2) 治疗车下层:生活垃圾桶、医疗垃圾桶、锐器回收盒。

4. 患者准备 了解静脉注射的目的、部位、配合方法,取舒适放松体位并暴露注射部位。

【操作步骤】

1. 查对备药 遵医嘱备药,选两人严格查对(床号、姓名、药名、浓度、剂量、配制方法、配制时间),按照药物抽吸法抽吸药物并放妥备用。两种药液同时注射时,要注意配伍禁忌。

2. 核对解释 携带用物至患者旁,核对床号、姓名、腕带,再次询问患者的用药史,解释并取得配合。

3. 选择静脉 协助患者取适当体位,根据病情选择合适的静脉进行注射。首选肘窝的贵要静脉、正中静脉或头静脉。

4. 定位消毒 选择合适的静脉,在穿刺部位下放小垫枕,在穿刺部位的上方约 6 cm 处扎紧止血带,用 0.5%碘伏棉签常规消毒皮肤两遍,待干。

5. 排气进针 二次查对后,排尽注射器内空气,一手拇指绷紧静脉下端皮肤,另一手持头皮静脉针针柄,嘱患者握拳,使静脉充盈。针头斜面向上与皮肤成15°～30°角，自静脉上方或侧方刺入皮下，再沿静脉方向潜行刺入静脉。

6. 回血松带 见回血后，视情况再顺静脉进针少许，松开止血带，嘱患者松拳，用胶布将针头固定稳妥。

7. 推药观察 根据患者病情及药物性质掌握推入药液的速度，并随时听取患者的主诉，注意观察注射局部和患者的反应。在注射过程中，若局部肿胀疼痛，提示针头滑出静脉，应拔出针头并更换穿刺部位和针头，重新注射。

8. 拔针按压 注射毕，用棉签轻压针刺处，迅速拔针，轻轻按压至不出血为止，拔针后进行第三次查对，并嘱咐注意事项。

9. 整理记录 协助患者取舒适体位，整理用物。垃圾分类处理，洗手，记录注射时间、患者的反应。

【注意事项】

(1) 严格执行查对制度，严格遵守无菌操作原则和消毒隔离原则。

(2) 选择静脉时应选择粗直、弹性好、易于固定的静脉，避开关节、静脉瓣；如需长期静脉给药，应由远心端到近心端进行注射。

(3) 对组织有强烈刺激的药物，注射前应先以少量等渗盐水做穿刺，证实针头确实在血管内，再推注药物；注射过程中定期抽回血，以防药液外溢于组织内而发生坏死。

(4) 根据病情及药物性质掌握注入药液的速度，并随时听取患者的主诉，观察其体征及病情变化。

(苟敏 杨运霞)

实训二十六 雾化吸入疗法

一、超声波雾化吸入法

【目的】

1. 湿化呼吸道 常用于呼吸道湿化不足、痰液黏稠、呼吸道不畅者,也可作为气管切开术后的常规治疗手段。

2. 预防感染 常用于胸部手术前后的患者。

3. 改善通气 解除支气管痉挛,保持呼吸道通畅。常见于支气管哮喘等患者。

4. 控制感染 消除炎症,减轻呼吸道黏膜水肿,稀释痰液,祛痰镇咳。常用于咽喉炎、支气管扩张、肺炎、肺脓肿、肺结核等患者。

5. 治疗肺癌 间歇吸入抗癌药物治疗肺癌。

【准备】

1. 环境准备 清洁、安静,光线、温湿度适宜。

2. 护士准备

(1) 核对医嘱。

(2) 评估患者:病情、治疗情况、用药史、过敏史;肢体活动能力、对用药的认知及配合程度;呼吸道是否通畅,面部及口腔黏膜有无感染、溃疡等;对超声波雾化吸入的目的、方法、注意事项及配合要点的了解及配合程度。

(3) 熟悉药物的用法及药理作用,着装整洁、衣帽规范,洗手、戴口罩。

3. 用物准备

(1) 治疗车上层:超声波雾化器一套、30 mL 注射器、按医嘱准备的药物、治疗卡、水温计、弯盘、冷蒸馏水、生理盐水、0.5%碘伏、棉签、砂轮、剪刀、手消毒液。常用药液:①抗生素,如庆大霉素、卡那霉素等,控制呼吸道感染;②平喘药,如氨茶碱、沙丁胺醇(舒喘灵)等,解除支气管痉挛;③祛痰药,如 α-糜蛋白酶等,稀释痰液、帮助祛痰;④糖皮质激素,如地塞米松等,减轻呼吸道黏膜水肿。

(2) 治疗车下层:生活垃圾桶、医疗垃圾桶、锐器回收盒。

4. 患者准备 患者及家属明确操作目的,了解操作过程,学会用深呼吸配合雾化的方法,取卧位或坐位接受雾化治疗。

【操作步骤】

1. 检查 使用前检查雾化器各部件是否完好,有无松动、脱落等异常情况。

2. 连接　连接雾化器主件与附件，选择口含嘴。

3. 加水　加冷蒸馏水于水槽内，水量视不同类型的雾化器而定，要求浸没雾化罐底部的透声膜。水槽和雾化罐内切忌加温水或热水，水槽内无水时，不可开机，以免损坏仪器。

4. 加药　遵医嘱备药，严格查对（床号、姓名、药名、浓度、剂量、配制方法、配制时间）。将药液用生理盐水稀释至 30～50 mL 倒入雾化罐内，检查无漏水后，将雾化罐放入水槽，盖紧水槽盖。

5. 核对解释　携带用物至患者旁，核对床号、姓名、腕带，再次询问患者的用药史，解释并取得配合，协助患者取合适卧位。

6. 开机调节　接通电源，打开电源开关（指示灯亮），调整定时开关至所需时间，打开雾化开关，调节雾量，大档雾量 3 L/min、中档雾量 2 L/min、小档雾量 1 L/min。一般每次雾化时间为 15～20 分钟。

7. 雾化吸入　二次查对后，当气雾喷出时，将口含嘴（面罩）放入患者口中，指导患者紧闭口唇深吸气（使药液充分到达细支气管和肺内，可提高治疗效果），用鼻呼气，直到药液吸完为止。

8. 结束雾化　治疗完毕，取下口含嘴，关闭雾化开关，再关闭电源开关。连续使用雾化器时，中间须间隔 30 分钟。再次进行查对。

9. 整理记录　协助患者擦干面部，清洁口腔，取舒适卧位，整理床单位。放掉水槽内的水，擦干水槽。将口含嘴、雾化罐、螺纹管浸泡于消毒液内 1 小时，再洗净晾干备用。洗手，记录雾化执行时间和患者的反应。

【注意事项】

（1）使用前，先检查雾化器各部件有无松动、脱落等异常情况。雾化器和雾化罐编号要一致。

（2）水槽底部的晶体换能器和雾化罐底部的透声薄膜质脆，在操作及清洗过程中，动作要轻，防止损坏。

（3）在使用过程中，如发现水槽内水温超过 50 ℃，可调换冷蒸馏水，换水时要关闭机器。

(4) 如发现雾化罐内药液过少，影响正常雾化时，应继续增加药量，但不必关机，只要从盖上的小孔向内注入即可。

(5) 观察患者痰液排出是否困难，若因黏稠的分泌物经湿化后膨胀致痰液不易咳出时，应予以拍背以协助痰液排出，必要时吸痰。

二、氧气雾化吸入法

【目的】

1. 湿化呼吸道 常用于呼吸道湿化不足、痰液黏稠、呼吸道不畅者，也可作为气管切开术后的常规治疗手段。

2. 预防感染 常用于胸部手术前后的患者。

3. 改善通气 解除支气管痉挛，保持呼吸道通畅。常见于支气管哮喘等患者。

4. 控制感染 消除炎症，减轻呼吸道黏膜水肿，稀释痰液，祛痰镇咳。常用于咽喉炎、支气管扩张、肺炎、肺脓肿、肺结核等患者。

【准备】

1. 环境准备 清洁、安静，光线、温湿度适宜。

2. 护士准备 同超声波雾化吸入法。

3. 用物准备

(1) 治疗车上层：氧气雾化吸入器一套、氧气装置一套(湿化瓶勿放水)、按医嘱准备的药物、治疗卡、水温计、弯盘、冷蒸馏水、生理盐水、0.5%碘伏、棉签、砂轮、剪刀、手消毒液。

(2) 治疗车下层：生活垃圾桶、医疗垃圾桶、锐器回收盒。

4. 患者准备 患者及家属明确操作目的，了解操作过程，学会用深呼吸配合雾化的方法，取卧位或坐位接受雾化治疗。

【操作步骤】

1. 检查加药 使用前检查雾化器、氧气装置各部件是否完好。遵医嘱将药液稀释至 5 mL，注入雾化器的药杯内。

2. 核对解释　携带用物至患者旁，核对床号、姓名、腕带，再次询问患者的用药史，解释并取得配合，协助患者取合适卧位。

3. 连接氧气　将雾化器的接气口连接于氧气筒或中心吸氧装置的输氧管上，调节氧流量，一般为 6～8 L/min。

4. 雾化吸入　二次查对后指导患者手持雾化器，将吸嘴放入口中紧闭口唇深吸气，用鼻呼气，如此反复，直到药液吸完为止。

5. 结束雾化　治疗毕再次查对，取出雾化器，关闭氧气开关。

6. 整理记录　协助患者擦干面部，取舒适卧位，整理床单位。用温水冲洗雾化器并浸泡消毒。洗手，记录雾化执行时间和患者的反应。

【注意事项】

(1) 正确使用供氧装置，注意用氧安全。雾化时氧流量不可过大，以免损坏雾化器。

(2) 氧气湿化瓶内勿盛水，以免液体进入雾化器内使药液稀释影响疗效。

(3) 雾化过程中如患者感到疲劳，可关闭氧气停止雾化，适时再行吸入。

三、手压式雾化吸入法

【目的】

主要通过吸入肾上腺素类药、氨茶碱或沙丁胺醇等支气管解痉药，改善通气功能，适用于支气管哮喘、喘息性支气管炎的对症治疗。

【准备】

1. 环境准备　清洁、安静，光线、温湿度适宜。

2. 护士准备　同超声波雾化吸入法。

3. 用物准备　按医嘱准备手压式雾化器(内含药物)。

4. 患者准备　患者及家属明确操作目的，了解操作过程，能配合采取合适卧位接受治疗。

【操作步骤】

1. 检查加药 使用前检查雾化器各部件是否完好，按医嘱准备内含药物的手压式雾化器。

2. 核对解释 携带用物至患者旁，核对床号、姓名、腕带，解释并取得配合，协助患者取舒适卧位。

3. 雾化吸入

(1) 摇匀药液：二次查对后取下雾化器保护盖，充分摇匀药液。

(2) 放入口中：将雾化器倒置，接口端放入口中，紧闭口唇，平静呼气。

(3) 按压喷药：吸气开始时，按压气雾瓶顶部，使之喷药，然后深吸气，药物经口吸入，尽量延长屏气时间(最好维持 10 秒)，再呼气，反复 1～2 次，使药液充分到达细支气管和肺内，提高治疗效果。

4. 结束雾化 治疗毕再次查对，取出雾化器。

5. 整理记录 协助患者清洁口腔，取舒适卧位。洗手，记录雾化执行时间和患者的反应。

【注意事项】

(1) 使用前检查雾化器各部件是否完好，有无松动、脱落等异常情况。

(2) 雾化器使用后放在阴凉处(30 ℃以下)保存，其塑料外壳应定期用温水清洁。

(3) 每次喷药 1～2 次，2 次使用间隔时间不少于 3 小时。

(段蔚琨　蔡萌)

实训二十七　皮试液的配制及试验方法

一、青霉素皮试液配制及操作

【目的】

通过青霉素皮肤过敏试验(简称皮试)，确定患者对青霉素是否过敏，以作为临床应用青霉素治疗的依据。

【准备】

1. 环境准备　备物环境按无菌操作要求进行；注射环境整洁、安静、安全、明亮。

2. 护士准备

(1) 核对医嘱。

(2) 评估患者：①用药史、过敏史及家族史；②病情、治疗情况、用药情况；③心理状态、意识状态；④对青霉素皮试的认知程度及配合状态。

(3) 熟悉药物的用法及药理作用，着装整洁、衣帽规范，洗手、戴口罩。

3. 用物准备

(1) 治疗车上层：注射盘内备青霉素钠(80 万 U)1 支、10 mL 生理盐水 1 支、1 mL 和5 mL注射器各 1 支、0.1%盐酸肾上腺素 1 支、2 mL 注射器 1 支、75%乙醇、棉签、砂轮、剪刀。注射盘外备医嘱单、弯盘、手消毒液。

(2) 治疗车下层：生活垃圾桶、医疗垃圾桶、锐器回收盒。

4. 患者准备　患者及家属了解青霉素皮试的目的、方法、注意事项及配合要点。患者了解空腹时进行皮试可能会发生眩晕、恶心等反应，易与过敏反应相混淆，已进食。

【操作步骤】

1. 皮试液配制　以青霉素钠(80 万 U/支)为例，配制成含青霉素 200 U/mL 的皮试液，注入剂量以 20 U 为标准。步骤如下：①取 1 支青霉素钠(80 万 U/支)加生理盐水 4 mL 溶解(200000 U/mL)；②抽取上清液 0.1 mL，加生理盐水稀释至 1 mL(20000 U/mL)；③抽取上清液 0.1 mL，加生理盐水稀释至 1 mL(2000 U/mL)；④抽取上清液 0.1 mL，加生理盐水稀释至 1 mL(200 U/mL)；⑤取 0.1 mL 稀释液做皮试(即注入剂量为 20 U)。

2. 试验方法　确定患者无青霉素过敏史后，按照皮内注射法于患者前臂掌侧下段注射青霉素皮试液 0.1 mL(含青霉素 20 U),20 分钟后观察试验结果,进行试验结果的判断。

3. 试验结果 试验结果的判断见表 1-2。

表 1-2 青霉素皮试结果

结 果	局部皮丘反应	全身情况
阴性	大小无改变,周围无红肿,无红晕	无自觉症状,无不适表现
阳性	皮丘隆起增大,出现红晕,直径大于 1 cm,周围有伪足伴局部痒感	可有头晕、心慌、恶心,甚至发生过敏性休克

【注意事项】

(1) 严格执行查对制度和遵循无菌操作原则。

(2) 青霉素皮试前详细询问患者的用药史、过敏史及家族史。如有青霉素过敏史者应停止该项试验,有其他药物过敏史或变态反应疾病史者应慎重。青霉素皮试或注射前均应做好急救的准备工作(备好盐酸肾上腺素和氧气等)。

(3) 凡初次使用、停药 3 天后再用,以及在应用中更换批号时,均须按常规做过敏试验。

(4) 皮试液现用现配,皮试液浓度与注射剂量要准确,溶媒、注射器及针头应固定使用。

(5) 严密观察患者,首次注射后须观察 30 分钟,注意局部和全身反应,倾听患者主诉,并做好急救准备工作。

(6) 青霉素皮试结果阳性者禁用青霉素,并在体温单、医嘱单、病历、床头卡、门诊卡、注射卡上醒目注明,同时将结果告知患者及其家属。

(7) 如对皮试结果有怀疑,应在对侧前臂皮内注射生理盐水 0.1 mL,作为对照,确认青霉素皮试结果为阴性方可用药。使用青霉素治疗过程中要继续严密观察患者反应。

二、头孢唑林钠皮试液配制及操作

【目的】

通过头孢唑林钠皮试，确定患者对头孢唑林钠是否过敏，以作为临床应用头孢唑林钠治疗的依据。

【准备】

1. 环境准备　备物环境按无菌操作要求进行；注射环境整洁、安静、安全、明亮。

2. 护士准备

(1) 核对医嘱。

(2) 评估患者：①用药史、过敏史及家族史；②病情、治疗情况、用药情况；③心理状态、意识状态；④对头孢唑林钠皮试的认知程度及配合状态。

(3) 熟悉药物的用法及药理作用，着装整洁、衣帽规范，洗手、戴口罩。

3. 用物准备

(1) 治疗车上层：注射盘内备头孢唑林钠1支、10 mL生理盐水1支、1 mL和5 mL注射器各1支、0.1%盐酸肾上腺素1支、2 mL注射器1支、75%乙醇、棉签、砂轮、剪刀。注射盘外备医嘱单、弯盘、手消毒液。

(2) 治疗车下层：生活垃圾桶、医疗垃圾桶、锐器回收盒。

4. 患者准备　患者及家属了解头孢唑林钠皮试的目的、方法、注意事项及配合要点。患者了解空腹时进行皮试可能会发生眩晕、恶心等反应，易与过敏反应相混淆，已进食。

【操作步骤】

1. 皮试液配制　以头孢唑林钠(1.0 g/支)为例，配制成含头孢唑林钠500 μg/mL的皮试液，注入剂量以50 μg为标准。步骤如下：①取1支头孢唑林钠(1.0 g/支)加生理盐水4 mL溶解(250 mg/mL)；②抽取上清液0.2 mL，加生理盐水稀释至1 mL(50 mg/mL)；③抽取上清液0.1 mL，加生理盐水稀释至1 mL

(5 mg/mL);④抽取上清液 0.1 mL,加生理盐水稀释至 1 mL (500 μg/mL);⑤取 0.1 mL 稀释液做皮试(即注入剂量为 50 μg)。

2. 试验方法 确定患者无头孢唑林钠过敏史后,按照皮内注射法于患者前臂掌侧下段注射头孢唑林钠皮试液 0.1 mL(含头孢唑啉钠 50 μg),20 分钟后观察试验结果,进行试验结果的判断。

3. 试验结果 同青霉素皮试。

【注意事项】

(1) 青霉素过敏者对头孢类有部分交叉过敏,使用应慎重;青霉素过敏性休克者禁忌使用头孢类。

(2) 即使试验结果为阴性,使用时仍有可能产生过敏反应,故使用过程中注意严密观察患者的反应。

(3) 其余同青霉素皮试。

三、破伤风抗毒素(TAT)皮试液配制及操作

【目的】

通过 TAT 皮试,确定患者对 TAT 是否过敏,以作为临床应用 TAT 治疗或预防的依据。

【准备】

1. 环境准备 备物环境按无菌操作要求进行;注射环境整洁、安静、安全、明亮。

2. 护士准备

(1) 核对医嘱。

(2) 评估患者:①用药史、过敏史及家族史;②病情、治疗情况、用药情况;③心理状态、意识状态;④对 TAT 皮试的认知程度及配合状态。

(3) 熟悉药物的用法及药理作用,着装整洁、衣帽规范,洗手、戴口罩。

3. 用物准备

(1) 治疗车上层:注射盘内备 TAT 1 支、10 mL 生理盐水 1 支、1 mL 和 5 mL 注射器各 1 支、0.1%盐酸肾上腺素 1 支、2 mL

注射器 1 支、75%乙醇、棉签、砂轮、剪刀。注射盘外备医嘱单、弯盘、手消毒液。

(2) 治疗车下层：生活垃圾桶、医疗垃圾桶、锐器回收盒。

4. 患者准备　患者及家属了解 TAT 皮试的目的、方法、注意事项及配合要点。患者了解空腹时进行皮试可能会发生眩晕、恶心等反应，易与过敏反应相混淆，已进食。

【操作步骤】

1. 皮试液配制及试验方法

(1) TAT 药液(1500 U/mL)：用 1 mL 注射器吸取 TAT 药液(1500 U/mL)0.1 mL，加生理盐水稀释至 1 mL(含 TAT 150 U)，皮内注射 0.1 mL(含 TAT 15 U)，观察 20 分钟判断结果。

(2) TAT 药液(0.75 mL/支)：取 TAT 药液(0.75 mL)用生理盐水稀释 10 倍，皮内注射 0.05 mL(含 TAT 7.5 U)，观察 30 分钟判断结果。

2. 试验结果的判断

(1) 阴性：局部无红肿、全身无异常反应。

(2) 阳性：皮丘红肿，硬结直径大于 1.5 cm，红晕范围直径超过 4 cm，有时出现伪足或有痒感；全身过敏性反应表现与青霉素过敏反应相类似，以血清病型反应多见。

【注意事项】

(1) 皮试前详细询问患者的用药史、过敏史及家族史。凡首次使用、停药 7 天后再用者，均须按常规做皮试，并备好抢救药物。

(2) 皮试液现用现配，皮试液浓度与注射剂量要准确。

(3) 如对皮试结果有怀疑，应在对侧前臂皮内注射生理盐水 0.1 mL，作为对照。如皮试结果为阴性，可一次肌内注射所需剂量；如结果为阳性，应采用脱敏注射法(表 1-3)。

表 1-3　破伤风抗毒素脱敏注射法

次数	抗毒血清	等渗盐水	注射法
1	0.1 mL	0.9 mL	肌内注射

续表

次数	抗毒血清	等渗盐水	注射法
2	0.2 mL	0.8 mL	肌内注射
3	0.3 mL	0.7 mL	肌内注射
4	余量	加至1 mL	肌内注射

注：亦可将1 mL TAT稀释成10 mL TAT等渗盐水，分别以1、2、3、4 mL做4次肌内注射，每次间隔20分钟。

（范勤琴　阮婷）

实训二十八　密闭式周围静脉输液法

【目的】

（1）补充水和电解质，以调节或维持酸碱平衡。

（2）补充营养，维持热量，促进组织修复，获得正氮平衡。

（3）输入药物，达到解毒、控制感染、利尿和治疗疾病的目的。

（4）补充血容量，改善微循环，维持血压。

【准备】

1. 环境准备　备物环境按无菌操作要求进行；输液环境整洁、安静、安全、明亮。

2. 护士准备

（1）核对医嘱。

（2）评估患者：病情、年龄、意识、治疗情况；肢体活动能力、穿刺部位的皮肤状况、静脉充盈度及管壁弹性；对密闭式周围静脉输液法的了解、认识及配合程度。

（3）熟悉药物的用法及药理作用，着装整洁、衣帽规范，洗手、戴口罩。

3. 用物准备

(1) 治疗车上层：注射盘内备一次性输液器、按医嘱准备的药物、输液执行单、输液巡视卡、输液瓶贴、止血带、小垫枕、治疗巾、0.5%碘伏、胶布、棉签、砂轮、剪刀。注射盘外备弯盘、启瓶器、手消毒液，另备输液架，需要时备夹板及长胶布。

(2) 治疗车下层：生活垃圾桶、医疗垃圾桶、锐器回收盒。

4. 患者准备　患者及家属了解密闭式周围静脉输液的目的、部位、方法，愿意配合，病情允许时提前进食，排空大小便，取舒适卧位。

【操作步骤】

1. 查对备药　遵医嘱备药，选两人严格查对(床号、姓名、药名、浓度、剂量、配制方法、配制时间)。查对后将输液瓶贴倒贴于输液瓶上，不得覆盖原有标签。打开瓶盖中心部，消毒后加入药物，打开一次性输液器，将输液器针头插入瓶塞直至针头根部，关闭调节器，旋紧乳头端。

2. 核对解释　携带用物至患者旁，核对床号、姓名、腕带，再次询问患者的用药史，解释并取得配合，必要时协助患者排尿，再次洗手。

3. 初步排气　查对无误后将输液瓶挂于输液架上，排净输液器内的空气：倒置茂菲滴管，打开调节器，使输液瓶内液体流出，当茂菲滴管内的液面达到滴管容积的 1/3～1/2 时，迅速转正滴管，使液平面缓慢下降至乳头与头皮针连接处，首次排气避免液体出针头。

4. 选择静脉　协助患者取舒适体位，根据病情选择合适的静脉，一般选择粗直、弹性好、相对固定，且避开关节和静脉瓣的静脉。

5. 消毒皮肤　在穿刺肢体下放治疗巾、止血带和小垫枕。用 0.5%碘伏棉签第一次消毒皮肤，消毒范围超过 5 cm，待干时备好胶布。

6. 扎止血带　在穿刺点上方 6 cm 处扎紧止血带，进行第二次消毒，待干。第二次消毒范围小于第一次。

7. 排气穿刺 查对无误后，取下护针帽排尽针头内空气，见液体滴出后关闭调节器，嘱患者握拳，行静脉穿刺，针头与皮肤成15°～30°角，见回血后再平行进针少许。

8. 三松一固定 若回血良好，松止血带、松拳、松调节器。待液体流入通畅、患者无不适后，用胶布或胶贴妥善固定，必要时用夹板及长胶布固定。

9. 调节滴速 根据患者的病情、年龄及药物性质调节输液速度。成人一般为40～60滴/分，儿童为20～40滴/分；对年老、体弱、婴幼儿及心、肺、肾功能不良者输液速度宜慢；刺激性较强的药物输液速度宜慢；对严重脱水、血容量不足及心、肺功能良好者速度可适当加快。

10. 整理嘱咐 取出治疗巾、止血带和小垫枕，将呼叫器放于患者易取处，整理床单位，垃圾分类处理。嘱咐内容：如有滴速过慢、局部疼痛、局部肿胀、全身反应及不适时及时使用呼叫器与护士联系，不得随意调整滴速。

11. 记录挂卡 洗手，再次查对无误后，在输液巡视卡上记录输液开始时间、滴速及签名并挂在输液架上。

12. 巡视观察 每15～30分钟巡视病房一次，观察患者输液是否通畅，输液肢体局部情况和全身反应，及时处理输液故障，及时更换液体，以防空气栓塞。

13. 拔针按压 输液完毕，查对无误后，轻轻撕松固定胶布，关闭调节器，用消毒干棉球按压穿刺点上方，迅速拔针，轻轻按压至不出血为止。

14. 整理记录 协助患者取舒适体位，整理用物。垃圾分类处理，洗手，记录输液时间、患者的反应。

【注意事项】

(1) 严格执行查对制度，严格遵守无菌操作原则和消毒隔离原则。

(2) 对需要长期输液的患者，要注意保护和合理使用静脉，一般从远端小静脉开始穿刺(抢救时可例外)。

(3) 注意药物的配伍禁忌,根据病情需要调整输液速度,并根据输液原则,按急、缓及药物半衰期等情况合理安排输液顺序。

(4) 输液前要排尽输液管及针头内的空气,药液滴尽前要及时更换输液瓶(袋)或拔针,以防造成空气栓塞。

(5) 对于刺激性或特殊药物,证实针头在血管内再输入液体,以防药液外溢于组织内而发生坏死。

(6) 输液过程中要加强巡视,密切观察输液情况和患者的反应并及时处理,如输液管是否通畅或有无空气、穿刺部位有无肿胀或疼痛、患者有无不适等,记录在输液巡视卡或护理记录单上。

(7) 连续输液 24 小时以上者应每天更换输液器一次。

(8) 严禁在输液的肢体侧进行抽血和测量血压。

(苟敏　杨运霞)

实训二十九　静脉留置针输液法

【目的】

(1) 补充水和电解质,以调节或维持酸碱平衡。

(2) 补充营养,维持热量,促进组织修复,获得正氮平衡。

(3) 输入药物,达到解毒、控制感染、利尿和治疗疾病的目的。

(4) 补充血容量,改善微循环,维持血压。

【准备】

1. 环境准备　备物环境按无菌操作要求进行;输液环境整洁、安静、安全、明亮。

2. 护士准备

(1) 核对医嘱。

(2) 评估患者:病情、年龄、意识、治疗情况;肢体活动能力、穿刺部位的皮肤状况、静脉充盈度及管壁弹性;对静脉留置针输液法的了解、认识及配合程度。

(3) 熟悉药物的用法及药理作用，着装整洁、衣帽规范，洗手、戴口罩。

3. 用物准备

(1) 治疗车上层：注射盘内备静脉留置针、无菌透明敷贴、输液贴、一次性输液器、按医嘱准备的药物、输液执行单、输液执行记录卡、输液瓶贴、止血带、小垫枕、治疗巾、0.5%碘伏、胶布、棉签、砂轮、剪刀、清洁手套1副。注射盘外备弯盘、启瓶器、手消毒液，另备输液架，需要时备夹板及长胶布。

(2) 治疗车下层：生活垃圾桶、医疗垃圾桶、锐器回收盒。

4. 患者准备 患者及家属了解静脉留置针输液的目的、部位、配合方法，病情允许时提前进食，排空大小便，取舒适卧位。

【操作步骤】

1. 查对备药 遵医嘱备药，选两人严格查对（床号、姓名、药名、浓度、剂量、配制方法、配制时间）。查对后将输液瓶贴倒贴于输液瓶上，不得覆盖原有标签。打开瓶盖中心部，消毒后加入药物，打开一次性输液器，将输液器针头插入瓶塞直至针头根部，关闭调节器，旋紧乳头端。

2. 核对解释 携带用物至患者旁，核对床号、姓名、腕带，再次询问患者的用药史，解释并取得配合，必要时协助患者排尿，再次洗手。

3. 初步排气 查对无误后将输液瓶挂于输液架上，排净输液器内的空气：倒置茂菲滴管，打开调节器，使输液瓶内液体流出，当茂菲滴管内的液面达到滴管容积的1/3～1/2时，迅速转正滴管，使液面下降直至排尽导管和针头内的空气。

4. 选择静脉 选择粗直、弹性好的静脉，首选前臂静脉，避开静脉瓣、关节部位以及瘢痕、炎症、硬结等处的静脉。

5. 消毒皮肤 在穿刺肢体下铺治疗巾，将小垫枕置于穿刺部位下方，用0.5%碘伏棉签常规消毒皮肤，直径为6～8 cm，待干，备好无菌透明敷贴及输液贴。

6. 扎止血带　在穿刺点上方10 cm处扎止血带，再次消毒皮肤，待干。

7. 连接留置针　打开静脉留置针外包装，确认完好后，将输液器与静脉留置针正压接头（可来福接头）对接；如无正压接头，可将输液器针头插入肝素帽。

8. 核对排气　再次核对后打开调节器，取下留置针针套，旋转松动外套管（转动针芯，防止送套管及拔针芯困难），排尽针内气体，关闭调节器。

9. 穿刺送管　嘱患者握拳，从血管正上方使针尖斜面向上与皮肤成15°～30°角进针，见回血后放平针翼，压低角度至5°～10°，沿静脉走行再进针0.2 cm（确保外套管在静脉内），固定针座撤针芯0.2～0.3 cm后将外套管送入静脉内（避免针芯刺破血管），再安全抽出针芯放于锐器回收盒中。

10. 三松一固定　松止血带、松拳、松调节器。待液体流入通畅、患者无不适后，用无菌透明敷贴密闭式固定针座，延长管用高举平台法"U"形固定，肝素帽要高于导管尖端，且与血管平行，再用胶布固定插入肝素帽内的输液器针头及输液管。注明置管日期、时间及操作者姓名。

11. 调节滴速　根据患者的年龄、病情及药物性质调节滴速。成人一般为40～60滴/分，儿童为20～40滴/分；对年老、体弱、婴幼儿及心、肺、肾功能不良者输液速度宜慢；刺激性较强的药物输液速度宜慢；对严重脱水、血容量不足及心、肺功能良好者速度可适当加快。

12. 记录挂卡　再次查对无误后，在输液巡视卡上记录输液开始时间、滴速及签名并挂在输液架上。

13. 整理嘱咐　取出治疗巾、止血带和小垫枕，将呼叫器放于患者易取处，整理床单位，垃圾分类处理。嘱咐内容：如有滴速过慢、局部疼痛、局部肿胀、全身反应及不适时及时使用呼叫器与护士联系，不得随意调整滴速。

14. 洗手记录　消毒双手，记录输液结束时间、患者的反应。

15. 拔针封管 输液完毕，再次核对，关闭调节器，正压封管：推注封管液时边旋转针头边退针，推注完毕后立即关闭延长管夹子，拔出针头。如使用可来福接头，则不需封管。常用封管液：①无菌生理盐水，每次5～10 mL，每隔6小时重复冲管一次；②肝素稀释溶液（每250 mL生理盐水中加入12500 U肝素钠1 mL），每次2～5 mL，每隔8小时重复冲管一次。

16. 再次输液 核对无误后将排气后的输液器与静脉留置针正压接头（可来福接头）对接；或常规消毒留置针肝素帽，将排气后的静脉输液针头插入肝素帽内，打开延长管夹子，调节滴速，开始输液。每次输液前后均应检查穿刺部位皮肤或静脉有无红肿、患者有无不适，发现异常时拔出导管并处理。

17. 拔针按压 输液完毕，去除胶布和敷贴，关闭调节器，迅速拔出留置针，轻轻按压至不出血为止。

18. 整理记录 协助患者取舒适卧位，整理床单位。垃圾分类处理，洗手，记录输液时间、留置时间、患者的反应。

【注意事项】

（1）同密闭式周围静脉输液法注意事项。

（2）穿刺肢体减少活动，避免穿刺肢体呈下垂姿势，并要防止潮湿。

（3）严格掌握留置时间，一般静脉留置针可以保留3～5天，最好不要超过7天。

（段蔚琨　兰媚）

实训三十　超声引导下PICC置管术

【目的】

（1）为患者提供中长期的静脉输液治疗。

（2）静脉输注高渗液、有刺激性的药物。

（3）为周围循环衰竭的危重患者测量中心静脉压。

【准备】

1. 环境准备　安静、清洁、舒适、安全，病室人员数量减少到最低，限制活动。

2. 护士准备

（1）核对医嘱。

（2）评估患者：病情、年龄、意识、治疗情况；肢体活动能力、穿刺部位的皮肤状况、静脉充盈度及管壁弹性；对 PICC 给药计划的认识及配合程度。

（3）着装整洁，修剪指甲，洗手、戴口罩、戴圆帽。

3. 用物准备　PICC 穿刺包、PICC 导管、MST 套件、导针架、500 mL 生理盐水、无菌止血带、弹力绷带、皮尺、耦合剂 1 瓶、记号笔、输液接头、10 cm×12 cm 透明贴膜、20 mL 注射器 2 支、超声仪 1 台。

4. 患者准备　患者及家属了解 PICC 输液的目的、部位、配合方法，签署知情同意书；输液前清洁穿刺部位皮肤，必要时可沐浴；病情允许时提前进食，排空大小便，取舒适卧位。

【操作步骤】

（一）穿刺前

1. 核对解释　携带用物至患者旁，核对床号、姓名、腕带，解释并取得配合。

2. 选择静脉　涂抹耦合剂，用超声探头检查双侧上臂，选择最适合置管的血管（主要选择贵要静脉、正中静脉、头静脉），用记号笔标记。

3. 安置体位　协助患者平卧，暴露穿刺区域，术侧手臂外展 90°。

4. 测量长度　测量自穿刺点至右侧胸锁关节向下至第 3 肋间的长度，即预置导管长度；在肘横纹上 10 cm 处测量双侧臂围。

5. 开包消毒　消毒双手，打开无菌包、戴无菌手套，从无菌包内取出皮肤消毒用物，助手协助患者戴好口罩、圆帽，提起术肢进行全臂消毒，术肢下铺无菌巾、无菌止血带。铺无菌大单、洞巾，覆盖术肢，暴露穿刺点，做到最大程度无菌遮盖患者全身。脱无菌手套,洗手。

6. 建立无菌区 穿无菌衣、戴无菌手套,助手协助冲净手套上的滑石粉,用无菌纱布擦干。助手在无菌区内放入PICC导管、2支20 mL注射器、输液接头、10 cm×12 cm透明贴膜、MST套件、导针架。

7. 预冲 预冲导管、延长管、减压套筒、输液接头,检查导管的完整性,使导管和连接器全部浸于无菌生理盐水中,湿化导丝。

(二)穿刺中

1. 核对准备 核对患者床号、姓名、腕带。助手在超声探头上涂抹适量耦合剂。

2. 系止血带 操作者套上无菌防护套,安装导管针,系止血带,嘱患者握拳,保证静脉充盈。

3. 探头引导穿刺

(1) 手握探头,使探头紧贴皮肤并垂直于预穿刺血管上,边看超声仪屏幕边缓慢穿刺,并观察穿刺针的回血。

(2) 见回血后,降低穿刺角度,将导丝沿穿刺针送入血管10~15 cm,松止血带,松拳,将穿刺针缓慢回撤,导丝留于血管中。

(3) 沿穿刺点向外上方扩皮。

(4) 送插管鞘,按压穿刺点及插管鞘前方,将导丝及扩皮器一同撤出。

(5) 固定好插管鞘,将导管沿插管鞘缓慢、匀速送入10~15 cm后嘱患者头转向置管侧,下颌顶住锁骨,直至送至测量长度。

4. 探头核查 助手用探头核查颈内静脉,初步判断导管是否异位。

5. 退出分离 退出插管鞘,从远离穿刺点处撕裂插管鞘,固定导管,分离导管和金属柄,左手轻压穿刺点固定导管,右手缓慢匀速撤出支撑导丝。

6. 修剪安装 修剪导管,安装连接器,抽回血和冲管,撕去洞巾。清洁穿刺点周围皮肤,调整导管,安装思乐扣。粘贴透明贴膜(无张力粘贴10 cm×12 cm透明贴膜,对齐思乐扣上缘)。

（三）穿刺后

1. 核对　核对患者床号、姓名、腕带。

2. 整理　脱手套、手术衣，整理用物，垃圾分类处理，洗手。

3. 嘱咐　向患者及家属交代注意事项。

4. 记录　书写护理记录及导管维护记录，知情同意书上贴条形编码。

5. 确认　拍X线片，确认导管位置，记录核查结果。

【注意事项】

（1）置管后行X线检查确定导管尖端位置，调整导管尖端至合适位置，告知患者或家属外露导管的长度并记录。

（2）置管后用弹力绷带固定穿刺部位1～2小时，并观察有无新鲜血液渗出。告知患者由于穿刺带来的损伤，3天内可能发生少量出血，属正常现象；若穿刺点渗血量多，应及时告知护士。

（3）密切观察置管侧肢体有无疼痛、肿胀等情况。

（4）置管侧肢体在置管后2小时内避免屈伸活动，置管后24小时内减少活动，以防止穿刺处渗血、肿胀。

（5）置管后置管侧肢体应做握拳运动：每日3～4次，每次15～20分钟，预防静脉血栓的形成。

（6）置管24小时后可适当锻炼、做家务，但要避免置管侧手臂负重（最好限重3 kg）、甩手运动、引体向上、托举哑铃等动作。

（7）置管24小时后更换透明贴膜，以后每周至少更换1次，当透明贴膜出现潮湿、脱落污染、卷边等情况时，应及时更换。

（8）禁止在置管侧手臂上扎止血带、测血压。

（张梅　阮婷）

实训三十一　洗　胃　法

【目的】

1. 解毒　清除胃内毒物或刺激物，避免毒物吸收，一般中毒后

6小时内洗胃效果最佳。

2. 减轻黏膜水肿 用于减轻幽门梗阻患者的黏膜水肿和炎症。

3. 为某些手术或检查做准备 如行胃切除、胃肠吻合等手术前，洗胃可减少术中并发症，便于手术操作。

【准备】

1. 环境准备 整洁、安静、温度适宜，必要时用围帘遮挡，抢救环境安全、宽敞、明亮。

2. 护士准备

(1) 核对医嘱。

(2) 评估患者：生命体征、意识状态、瞳孔变化、有无活动性义齿；毒物种类和量、中毒时间和途径、呕吐物性质和气味、是否采取其他措施、有无洗胃禁忌；对洗胃的认知程度、配合状态及耐受力。

(3) 衣帽规范，洗手、戴口罩。

3. 用物准备

(1) 口服催吐法：量杯、饮水杯、压舌板、毛巾、围裙、水温计、纱布、弯盘。治疗车下放水桶2个(分别盛洗胃液和污水)。

(2) 自动洗胃机洗胃法：洗胃机及装置、电源插座；胃管、水温计、量杯、液体石蜡、开口器、牙垫、压舌板、舌钳、棉签、纱布、胶布、毛巾、围裙、听诊器；治疗车下放水桶2个(分别盛洗胃液和污水)。

(3) 电动吸引器洗胃法：电动吸引器、输液架、输液瓶、输液器、止血钳、Y形三通管，其余同自动洗胃机洗胃法。

(4) 洗胃液：根据毒物性质进行准备，毒物不明时，备生理盐水或温开水；酸性毒物禁用强酸药物，碱性毒物禁用强碱药物；乐果禁用高锰酸钾，因其能氧化形成毒性更强的物质；敌百虫禁用碱性药物，因为其可分解出毒性更强的敌敌畏；灭鼠药(磷化锌)易溶于油类物质，故禁用油类、脂肪类药物。洗胃液温度为25～38 ℃，用量为10000～20000 mL。

4. 患者准备 患者及家属了解洗胃的目的、方法及配合要点，清醒患者能配合；有活动性义齿先取下。

【操作步骤】

（一）口服催吐法

适用于清醒配合者。

1. 核对解释　核对患者床号、姓名、腕带，向患者及家属解释并取得配合。

2. 安置体位　协助患者取坐位，戴围裙，污水桶置座位前。

3. 口服催吐　自饮大量洗胃液（一次饮入 300～500 mL），引起呕吐，必要时压舌根催吐，如此反复，直到吐出的液体澄清无味为止。

4. 整理记录　整理用物，洗手，记录洗胃时间，灌洗液的名称、量及吸出液的量、性状、颜色、气味，以及患者情况。

（二）漏斗胃管洗胃法

利用虹吸原理，将胃内容物及毒物排出。

1. 核对解释　核对患者床号、姓名、腕带，向患者及家属解释并取得配合。

2. 安置体位　协助患者取坐位或半坐位，中毒较重者取左侧卧位，胸前戴围裙，弯盘置口角处，污水桶置床下方。

3. 插管固定　将胃管前端涂液体石蜡后自鼻腔或口腔插入，证实胃管在胃内后，固定；置漏斗低于胃部水平的位置，挤压橡皮球抽尽胃内容物。

4. 灌洗胃液　举漏斗高过头部 30～50 cm，将灌洗液 300～500 mL 缓慢倒入漏斗，漏斗内尚余少量液体时，迅速将漏斗降至胃部水平位置以下，倒置于盛水桶内，反复灌洗至洗出液澄清无味为止（图 1-30）。

5. 拔管整理　反折胃管，用纱布包裹后迅速拔出。整理患者衣物、床单位，清理用物，消毒处理。

6. 洗手记录　洗手，记录洗胃时间，灌洗液的名称、量及吸出液的量、性状、颜色、气味，以及患者情况。

（三）电动吸引器洗胃法

利用负压（13.3 kPa）吸引原理，吸出胃内容物及毒物。

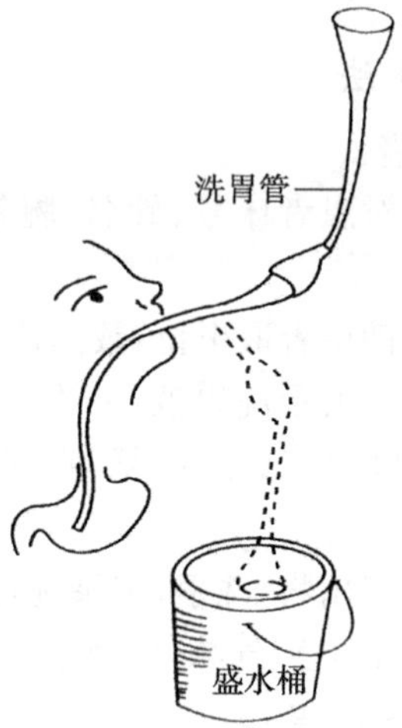

图 1-30 漏斗胃管洗胃法

1. 检查准备 接通电源，检查吸引器功能，连接好灌洗装置，将灌洗液倒入输液瓶内，夹紧输液管挂至输液架上。

2. 核对解释 核对患者床号、姓名、腕带，向患者及家属解释并取得配合。

3. 安置体位 协助患者取坐位或半坐位，中毒较重者取左侧卧位，胸前戴围裙，弯盘置口角处，污水桶置床下方。

4. 插管固定 将胃管前端涂液体石蜡后自鼻腔或口腔插入，证实胃管在胃内后，固定。

5. 抽吸灌洗 开动吸引器，吸出胃内容物后，夹紧引流管；开放输液管，使洗胃液流入胃内 300～500 mL 后夹紧输液管，开放引流管，开动吸引器，吸出灌洗液，反复灌洗至洗出液澄清无味为止。

6. 拔管整理 反折胃管，用纱布包裹后迅速拔出。整理患者衣物、床单位，清理用物，吸引器消毒处理。

7. 洗手记录 洗手，记录洗胃时间，灌洗液的名称、量及吸出液的量、性状、颜色、气味，以及患者情况。

（四）自动洗胃机洗胃法

1. 检查连管 接通电源，检查自动洗胃机性能，调节药量流速，每次入量为 300～500 mL，量过多易引起急性胃扩张，加速毒物的吸收，也可引起液体反流导致呛咳、误吸。将 3 根橡胶管分别与洗胃机的药管口、胃管口和污水管口连接；将药管另一端放入灌洗桶内（管口必须在液面下），污水管的另一端放入污水桶内，将患者的洗胃管与机器的胃管连接。

2. 核对解释　核对患者床号、姓名、腕带，向患者及家属解释并取得配合。

3. 安置体位　患者一般取左侧卧位，昏迷患者可取平卧位、头偏向一侧，不配合患者注意妥善固定四肢，防止拔管。患者胸前戴围裙，弯盘置口角处，污水桶放于床头下方。

4. 插管固定　将胃管前端涂液体石蜡后自鼻腔或口腔插入，证实胃管在胃内后，固定。

5. 抽吸胃液　按“手吸”键吸出胃内容物，必要时送检。

6. 反复洗胃　按“自动”键，反复冲洗直至洗出的液体澄清无味，再按“停止”键，机器停止工作。洗胃过程中要严密观察出入量是否平衡及患者的病情变化，如发生洗胃并发症，应立即停止洗胃，进行急救。

7. 拔管整理　反折胃管，用纱布包裹后迅速拔出。整理患者衣物、床单位，清理用物，洗胃机消毒处理。

8. 观察记录　洗手，记录洗胃时间，灌洗液的名称、量及吸出液的量、性状、颜色、气味，以及患者情况。

【注意事项】

(1) 洗胃的禁忌证如下：①吞服强酸或强碱等腐蚀性药物时切忌洗胃，以免造成食管和胃穿孔。可根据情况给予物理性对抗剂，如给予牛奶、豆浆、蛋清液（用生鸡蛋清加水混合至 200 mL）、米汤等保护胃黏膜。②食管、贲门狭窄或梗阻，上消化道出血，食管-胃底静脉曲张，胃癌等患者均禁忌洗胃，昏迷患者洗胃时宜谨慎。③胸主动脉瘤、心肌梗死患者慎洗胃。

(2) 急性中毒者应先迅速采用口服催吐法，必要时进行洗胃，以减少毒物吸收。

(3) 洗胃开始时应先抽出胃内容物再灌入洗胃液(先抽后冲),饭后中毒的患者应先催吐再洗胃。

(4) 当中毒物质不明时,先抽出胃内容物送检,可选用温开水或生理盐水洗胃,待毒物性质明确后,再采用对抗剂洗胃。

(5) 洗胃并发症有急性胃扩张、胃穿孔、大量低渗性洗胃液致水中毒、迷走神经兴奋致反射性心搏骤停等,要密切观察。

(6) 在洗胃过程中,如患者出现腹痛、流出血性灌洗液或出现休克症状时,应停止灌洗,并通知医生进行处理。

(7) 为幽门梗阻患者洗胃时,应记录胃内潴留量,以了解梗阻情况,为静脉补液提供参考。如灌洗量为 2000 mL,洗出量为 2500 mL,表示胃潴留 500 mL,宜在饭后 4～6 小时或空腹时进行补液。

(8) 为患者洗胃时,护士要同时做好自我防护,必要时戴护目镜、穿防护衣,避免直接接触毒物。

(苟敏　杨运霞)

实训三十二　尸体护理

【目的】

(1) 使尸体整洁,维持良好的外观,易于辨认。

(2) 使家属得到心灵上的安慰,减轻悲痛。

(3) 尊重死者。

【准备】

1. 环境准备　安静、肃穆,单独安排房间或用围帘遮挡。

2. 护士准备

(1) 核对医嘱。

(2) 评估死者:死因、尸体情况(清洁程度、有无伤口、有无引流管等)、民族及宗教信仰、是否为传染病患者;家属心理状况以及对尸体护理的认知及配合程度。

(3) 衣帽规范,洗手,戴口罩、手套。若死者为传染病患者应穿隔离衣。

3. 用物准备

（1）治疗车上层：治疗盘内备尸单、衣物、尸体识别卡3张、血管钳、剪刀、不脱脂棉球、梳子、松节油、绷带。治疗盘外备擦洗用物、手消毒液，有伤口者备换药敷料、胶布。若为传染病患者应备隔离衣、手套、消毒棉球、消毒擦拭液、一次性裹尸袋。

（2）治疗车下层：生活垃圾桶、医疗垃圾桶、锐器回收盒。另备平车。

【操作步骤】

1. 备物劝慰　劝慰家属节哀，请其暂时离开病室；填好3张尸体识别卡，备齐用物携至床旁，撤去一切治疗用物，用围帘遮挡。

2. 安置体位　将床放平，使尸体仰卧，头下垫枕（防面部淤血变色），脱去衣裤，留一大单遮盖尸体，维护死者隐私。

3. 整理遗容　清洁面部、闭合眼睑及嘴，有义齿代为装上，必要时用多头带绷带托住下颌，维持良好遗容。

4. 清洁全身　按上肢、胸、腹、背、臀及下肢的顺序依次擦净全身，更衣梳发；用松节油清除胶布痕迹，有伤口者更换敷料，有引流管者拔除后缝合或用蝶形胶布封闭并包扎。

5. 填塞孔道　用血管钳将干棉球塞于口、鼻、耳、肛门、阴道等孔道，棉花不能外露，防止液体外溢。如为传染病患者尸体应用消毒液浸泡的棉花填塞孔道。

6. 包裹尸体　将第1张尸体识别卡系在尸体右手腕部。用尸单包裹尸体，在颈、腰、踝部用绷带固定，系第2张尸体识别卡在胸前的尸单上。

7. 运送尸体　盖上大单用平车将尸体送至太平间，安置于停尸屉内，将第3张尸体识别卡挂在停尸屉外。传染病患者的尸体用一次性裹尸袋包裹，并做传染性标记。

8. 物品处理　清洁、消毒死者用过的一切物品。传染病死者按终末消毒原则处理床单位、用物及病室。

9. 处理遗物　整理患者遗物交给家属。若家属不在，应由两名护士清点后，列出清单交护士长保管。

10. 整理病历 洗手，整理病历，停止一切医嘱，在体温单上40～42 ℃之间写死亡时间，其余手续与出院相同。

【注意事项】

（1）患者经抢救无效，由医生开具死亡证明，并征得家属同意后，护士方能进行尸体护理。

（2）认真填写尸体识别卡，防止尸体被错认。

（3）患者死亡后应立即进行尸体护理，以防僵硬。

（4）传染病患者的尸体按终末消毒原则处理。

（5）做尸体护理时，态度严肃，尊重死者，满足家属的合理要求。

（苟敏 杨运霞）

第二章 健康评估

实训一　一般状况评估

【目的】

能正确进行体温、脉搏、呼吸、血压的测量；掌握一般状况评估的内容、顺序和方法；能正确判断成人的发育及营养状态；能熟练进行全身浅表淋巴结的评估，并熟悉常见体征的临床意义。

【准备】

检查床、血压计、听诊器、体温表、体重计、皮尺、手电筒、棉签。

【操作步骤】

（一）一般状况评估

1. 性别　通过视诊观察被评估对象的性征及对衣着打扮等进行评估，注意文化背景、疾病及治疗的影响因素。

2. 年龄　通过问诊获知或通过观察进行估计。评估时注意年龄与某些疾病发生和预后的关系。

3. 生命体征　体温、脉搏、呼吸、血压的详细测量方法见第一章相关内容。

4. 发育和体型　发育是以年龄、智力与体格成长状态（身高、体重及第二性征）之间的关系进行综合评价。

（1）发育正常的评估指标：①胸围：以皮尺测量过乳头水平的胸廓周径。正常约等于身高的1/2。②指间距：两上肢水平展开，手指伸直，测两手中指指尖之间的距离。正常约等于身高。③坐高：端坐，两眼向前平视，测头顶至两坐骨结节连线水平的距离。正常约等于下肢的长度。④下肢长度：两下肢伸直，测量髂前上棘经髌骨内缘至内踝间的距离。

(2) 发育异常:病态发育与内分泌关系密切。发育成熟前,腺垂体功能亢进可出现巨人症,腺垂体功能低下可出现侏儒症;甲状腺功能低下可出现呆小症;成人性腺功能受损时,男性可表现为"阉人征",女性可表现为女性男性化。

(3) 体型:体型是身体各部位发育的外观表现,包括骨骼、肌肉、脂肪分布的状态。临床上将成人体型分为正力型、无力型、超力型三种。

5. 营养 营养状态根据皮肤、皮下脂肪、肌肉、毛发的发育情况进行综合判断。营养状态的等级通常分为良好、中等、不良三个等级。营养状态的异常有营养不良和营养过度。临床上以标准体重和体重指数再结合腰臀比来判断营养状态。

(1) 标准体重:体重在标准体重±10%范围内为正常;体重低于标准体重10%为消瘦;体重超过标准体重20%为肥胖。

(2) 体重指数:正常介于18.5～22.9;<18.5为消瘦;≥23为超重;>25为肥胖。

(3) 计算腰臀比:女性不能大于0.9,男性不能大于1。

6. 意识状态 正常人意识清楚,定向力正常,反应敏锐精确,思维情感活动正常。意识障碍依其程度分为嗜睡、意识模糊、昏睡、昏迷和谵妄。判断方法:视诊和问诊,严重者通过痛觉试验、瞳孔反射等进行判断。

7. 体位 正常人为自动体位。某些疾病会引起体位的改变,如强迫体位、被动体位。

8. 面容与表情 正常人表情自然,神态安逸。某些疾病会出现特征性的面容与表情,如急性面容、贫血面容、二尖瓣面容、甲亢面容等。

9. 步态 正常人步伐稳健、上下肢摆动协调。某些疾病可导致步态发生显著改变,并具有一定的特征性,有助于疾病的诊断。如慌张步态、剪刀步态等。

（二）皮肤及浅表淋巴结评估

1. 皮肤的评估

（1）颜色：有无苍白、发红、发绀、黄染、色素沉着及脱失等。

（2）弹性：常取手背、上臂内侧及腹部皮肤，用食指和拇指将皮肤捏起然后放开。正常人松手后皮肤皱褶立即展平消失。若松手后不能很快展平，表示皮肤弹性差。

（3）水肿：可分为凹陷性水肿和非凹陷性水肿。按压水肿部位有凹陷，为凹陷性水肿，无凹陷为非凹陷性水肿，又称黏液性水肿。

（4）皮疹及出血点：有无皮疹、出血点及分布部位。

（5）其他：蜘蛛痣、毛发分布、瘢痕、皮下结节等。

2. 浅表淋巴结评估　正常情况下浅表淋巴结一般较小，质地柔软，表面光滑，与毗邻组织无粘连，不易触及，无压痛。

（1）检查方法：视诊和触诊。视诊要注意局部征象及全身状态，触诊用食、中、环三指并拢，其指腹平放于被检查部位的皮肤上进行滑动触诊。

（2）检查顺序：浅表淋巴结检查顺序为耳前、耳后、乳突区、枕骨下区、颌下、颏下、颈前三角、颈后三角及锁骨上窝、腋窝（按腋尖淋巴结群、中央淋巴结群、胸肌淋巴结群、肩胛下淋巴结群及外侧淋巴结群的顺序进行）、滑车上、腹股沟（先上群，后下群）、腘窝。触到淋巴结时，要注意记录部位、数目、大小、质地、有无压痛及活动度，并注意其表面皮肤有无红肿或瘘管。

【注意事项】

（1）生命体征的评估注意事项见第一章实训十三。

（2）观察皮肤颜色等时应在自然光线下进行。

（3）一般状况评估时，熟记判断营养状态及发育的指标，会通过计算标准体重、体重指数及腰臀比对营养状态进行综合评价。

（4）触诊浅表淋巴结时，动作轻柔，方法正确，按顺序评估，避免遗漏。

（鲁娟）

实训二　头颈部评估

【目的】

掌握头颈部评估的内容、顺序和方法；熟悉常见体征的临床意义。

【准备】

皮尺、手电筒、压舌板、听诊器、棉签。

【操作步骤】

（一）头部评估

按照由上而下、自外向内的顺序评估头发、头皮、头颅、眼、耳、鼻、口腔。

1. 头发、头皮的评估　观察头发颜色、数量、分布、质地，有无脱发，分开头发观察头皮有无头皮屑、头癣、炎症、外伤及瘢痕等。

2. 头颅的评估

（1）视诊：头颅外形有无畸形，头部有无异常运动。

（2）触诊：头颅有无肿块、压痛、局限性凹陷等。

（3）量诊：以皮尺自眉间绕到颅后通过枕骨粗隆测量一周即为头围，成人头围≥53 cm，以此判断头颅大小是否正常。

（二）眼的评估

1. 眉毛　有无脱落。

2. 眼睑　有无水肿、下垂，有无睑内、外翻，有无倒睫。

3. 结膜及巩膜　观察结膜有无充血、出血点、滤泡及沙眼，巩膜有无黄染，球结膜有无充血、出血等。

（1）下睑结膜及巩膜的评估：嘱受检者向上看，用拇指将两侧下睑向下轻拉，暴露并观察下睑结膜及巩膜。

（2）上睑结膜及巩膜的评估：翻转上睑，嘱受检者向下看，用拇指和食指捏住上睑边缘，使眼睑略离开眼球，然后向下向前轻拉，再向上捻转，将已翻转的眼睑压在眶上缘。整个过程操作应轻柔，迅速观察完毕后，松开手指，嘱受检者向上看再向下看，眼睑自行复原。

4. 角膜 用手电筒自角膜外侧方打光，观察角膜是否透明，有无溃疡、混浊、白斑、云翳等。

5. 瞳孔

(1) 观察瞳孔的大小(单位以毫米计)，两侧大小是否相等，形态是否为等圆形。

(2) 瞳孔的反射。

① 对光反射：手电光直接照射瞳孔，被照瞳孔立即缩小，移开光源后瞳孔立即恢复原状，为直接对光反射；一手掌挡在两眼中间，光照一侧瞳孔，未被照射的对侧瞳孔亦同时缩小，为间接对光反射。

② 调节与集合反射：嘱受检者注视 1 m 以外的手指，然后迅速将手指移至眼前 15～20 cm处，此时瞳孔较前缩小为调节反射，两眼球向内聚合为集合反射。

6. 眼球运动和眼球震颤

(1) 眼球运动：嘱受检者注视检查者的手指，引导受检者眼球做上下左右及旋转运动。正常人眼球运动不受限制。

(2) 眼球震颤：指眼球不自主的快速而有节律的往返运动。嘱受检者向正前方注视，观察有无眼球震颤，然后嘱受检者头部固定不动，检查者伸一手指在受检者眼前约 45 cm 处，嘱受检者注视并跟随检查者的手指移动。检查者先做水平方向来回移动数次，然后停在左侧或右侧，观察是否出现眼球震颤，再做上下垂直方向来回移动数次，后停在上方或下方，观察是否出现眼球震颤。如出现应注明震颤的方向，如水平震颤、垂直震颤、斜角震颤等。

7. 视力检查 用视力表进行测试。

(三) 耳的评估

1. 外耳 观察耳郭有无畸形、双侧外耳是否具有对称性、外耳道有无分泌物。

2. 乳突 用手指按压乳突区询问有无压痛。

3. 听力 通过交谈和询问获取听力。粗略听力检查：静室内嘱受检者闭目坐于椅子上，用手指堵塞一侧耳道，检查者持机械表或拇指与食指相互摩擦，自 1 m 以外逐渐移近受检者耳部，直到受检者听到声音。正常人一般在 1 m 处可闻及机械表声或捻指音。

（四）鼻的评估

1. 外形与分泌物 观察鼻外形、鼻道有无分泌物及分泌物的性质。

2. 鼻道 用手指按住一侧鼻孔后，嘱受检者用鼻吸气，观察鼻道是否通畅。

3. 鼻窦 额窦触诊：两手固定头部，双手拇指置于眶上缘内侧向后向上按压。筛窦触诊：双手固定头部，双手拇指在鼻根部与眼内眦之间向后方按压。上颌窦触诊：双手固定头部，双手拇指置于左右颧部向后按压。蝶窦位置较深，不能在体表进行评估。

（五）口的评估

1. 口唇 观察口唇的颜色，有无疱疹、皲裂等。

2. 口腔

（1）口腔黏膜：用压舌板拨开两颊，观察口腔黏膜有无红肿、溃疡。在上颌第二磨牙对面的颊黏膜上找到腮腺导管开口。

（2）齿龈：有无红肿溢脓；牙齿有无龋齿、缺齿、义齿、残根。

（3）舌：嘱受检者伸舌，观察舌质（颜色，舌乳头有无裂纹和溃疡）、舌苔（颜色、厚薄、润燥）、舌的运动。

3. 咽部 嘱受检者取坐位，头略后仰，张口发“啊”音，用压舌板在舌前 2/3 与后 1/3 交界处迅速下压，观察咽部有无充血、咽及软腭黏膜有无出血斑点、扁桃体有无肿大，如肿大判断肿大的程度。

（六）颈部评估

1. 颈部外形 两侧是否对称，有无明显增粗。

2. 气管 位置是否居中、有无偏移。将右手食指和环指分别置于两侧胸锁关节上，中指对准气管正中，观察中指与食指和环指之间的距离是否相等，相等表示气管居中。

3. 甲状腺评估　视诊、触诊和听诊综合评估，注意其大小、质地，是否对称，有无结节、压痛、震颤等。若甲状腺肿大还应评估肿大的程度。

(1) 视诊：观察甲状腺的大小和对称性。正常人甲状腺外观不突出，女性在青春发育期可略增大。检查者嘱受检者做吞咽动作，可见其随吞咽上下移动，可嘱受检者双手放于枕后，头向后仰进行观察，结果会更为明显。

(2) 触诊：先触诊甲状腺峡部再触诊甲状腺侧叶。

① 甲状腺峡部：位于环状软骨下方第 2 至第 4 气管环前面。用拇指从前面或站于受检者后面用食指从胸骨上切迹向上触摸，可触到气管前软组织(即峡部)，嘱受检者做吞咽动作，可感到此软组织在手指下随吞咽而滑动，判断其有无增厚、增大和肿块。

② 甲状腺侧叶：a. 前面触诊法：检查者一手拇指施压于一侧甲状软骨，将气管推向对侧；另一手食、中指在对侧胸锁乳突肌后缘向前推挤甲状腺侧叶，拇指在对侧胸锁乳突肌前缘触诊甲状腺，嘱受检者配合做吞咽动作。采用同样的方法检查另一侧。b. 后面触诊法：检查者一手食、中、环指在一侧甲状软骨处施压，将气管推向对侧；另一手拇指在对侧胸锁乳突肌后缘向前推挤甲状腺，食、中、环指于对侧胸锁乳突肌前缘触诊，嘱受检者配合做吞咽动作，可触及被推挤的甲状腺。采用同样的方法评估另一侧。

(3) 听诊：触到甲状腺肿大时，将钟型听诊器直接放在肿大的甲状腺上，如听到低调的连续性静脉嗡鸣音，可考虑为甲状腺功能亢进。

4. 颈部血管的评估

(1) 颈静脉怒张：观察坐位和卧位时的颈静脉。正常人取立位、坐位时颈静脉无充盈显露，卧位时可见，但其充盈水平不超过锁骨上缘与下颌角连线的下 2/3。若在立位、坐位时可见充盈，或取半卧位时颈静脉充盈、怒张超过正常水平，即为颈静脉怒张。

(2) 颈动脉搏动增强:正常人看不见明显的颈动脉搏动(剧烈运动时微弱可见),如看到明显的颈动脉搏动即为颈动脉搏动增强。

【注意事项】

(1) 翻转上睑时,动作要轻柔。眼部评估要重点评估瞳孔的大小、形状,能正确引出对光反射,知道常见异常表现所反映的临床意义。

(2) 评估鼻窦和乳突有无压痛时,按压用力要适度。

(3) 评估咽部时,压舌板放置的位置要正确,明确扁桃体的位置及异常肿大时的分度。

(4) 甲状腺评估时切忌两侧同时按压。学会判断甲状腺有无肿大,若有肿大会进行程度的划分。

(鲁娟)

实训三　胸壁、胸廓、乳房及肺部评估

【目的】

能找到常用的胸部体表标志;掌握胸壁、胸廓、乳房及肺部评估的内容、顺序和方法;熟悉常见体征的临床意义。

【准备】

检查床、听诊器、直尺、记号笔。

【操作步骤】

(一) 胸部的体表标志

一骨(胸骨)一棘(第七颈椎棘突)伴四角(胸骨角、腹上角、肩胛下角、肋脊角),还有四区(肩胛上区、肩胛下区、肩胛间区、肩胛区)和四窝(胸骨上窝、腋窝、锁骨上窝、锁骨下窝),外加七线(前正中线、锁骨中线、腋前线、腋中线、腋后线、后正中线、肩胛下角线)。

(二) 胸壁

受检者取坐位或仰卧位,观察其胸壁皮肤有无静脉曲张,触诊胸壁有无皮下气肿、胸壁压痛。

（三）胸廓

视诊时正常胸廓两侧大致对称，呈椭圆形。前后径与左右径的比例为1∶1.5。

（四）乳房

正确检查时间为月经周期的第10天左右，受检者取坐位或仰卧位，充分暴露胸部，光线充足。

1. 视诊　观察对称性，乳房皮肤有无发红、水肿、橘皮样改变及乳头有无回缩、分泌物等。

2. 触诊　评估时先查健侧，再查患侧。具体评估方法为将手掌平放于乳房上，指腹轻用力以旋转或滑动进行。左侧乳房由外上象限开始，顺时针由浅入深直至四个象限检查完毕。同样方法检查右侧，以逆时针方向进行。然后检查腋窝、锁骨上淋巴结，最后再触诊乳头。如触及包块，注意其质地、部位、大小、数目、活动度及有无触痛，并评估乳房弹性变化、乳头有无异常分泌物。

（五）肺和胸膜

受检者一般取坐位或仰卧位，充分暴露胸部，光线充足。评估顺序为先上后下、从外到内，先前胸部再侧胸部，最后再评估后背部，注意左右对称部位的比较。

1. 视诊　评估呼吸运动，呼吸的频率、节律、深度有无改变。

2. 触诊　评估胸廓扩张度、语音震颤及胸膜摩擦感。

(1) 胸廓扩张度：在胸廓前下部及背部呼吸运动幅度较大处评估。前胸部胸廓扩张度评估：检查者两手掌置于受检者胸廓下面的前侧部，左右拇指分别沿两肋缘指向剑突，拇指尖在前正中线两侧对称部位，手掌和伸展的手指置于前侧胸壁。后胸部胸廓扩张度评估：检查者两手平置于受检者背部约第10肋骨水平，拇指与中线平行。嘱受检者做深呼吸运动，观察两手的移动度是否一致。

(2) 语音震颤：检查者将左右手掌的尺侧缘或掌面轻放于受检者两侧胸壁的对称部位，后请受检者用同等强度重复发“yi”长音，自上至下、由内到外比较两侧对称部位语音震颤的异同，注意有无增强或减弱。

（3）胸膜摩擦感：检查者用手掌轻贴受检者前胸下前侧部或腋中线第5、6肋间，嘱受检者取仰卧位反复做深慢呼吸运动，注意有无两层胸膜相互摩擦的征象。

3. 叩诊 叩诊分为直接叩诊法和间接叩诊法，临床上常用间接叩诊法。叩诊的顺序为先前胸，再侧胸，最后背部；叩诊的原则为从上到下、由外到内，左右对比，逐个肋间叩诊。叩前胸和后背部时，板指放于肋间隙且与肋骨平行；叩肩胛间区时板指与脊柱平行放置。

（1）肺野的叩诊：正常肺野叩诊呈清音。前胸、侧胸肺野的叩诊自上而下、逐个肋间进行，左右对比；后背部肺野的叩诊只在肩胛间区及肩胛下区进行。

（2）肺上界的叩诊：自斜方肌前缘中央部开始叩诊为清音，逐渐叩向外侧，当清音变为浊音时为肺上界的外侧终点；然后由中央部叩向内侧，至清音变为浊音时为肺上界的内侧终点。该清音带的宽度即为肺尖的宽度，正常为4～6 cm。

（3）肺下界的叩诊：平静呼吸时肺下界位于锁骨中线第6肋间隙、腋中线第8肋间隙、肩胛线第10肋间隙，可因体型、发育情况的不同而有所差异。矮胖者肺下界可上升一肋间隙，瘦长者可下降一肋间隙。一般要求叩出右锁骨中线上的肺肝界，即沿右锁骨中线第2肋间隙开始自上而下叩诊，当清音变为浊音时该肋间隙即为右肺肝界。叩肺肝界时受检者应保持平静浅呼吸。

（4）肺下界的移动范围：首先在平静呼吸时于肩胛线上叩出肺下界的位置；然后在受检者深吸气后屏住呼吸的同时沿平静呼吸时的肺下界叩出下移肺下界的最低点；最后在受检者恢复平静呼吸后再深呼气后屏住呼吸时叩出肺下界的最高点，最高点与最低点的距离即为肺下界的移动范围。正常人为6～8 cm。

4. 听诊

（1）顺序：由肺尖开始，自上而下听诊前胸部、侧胸部、后背部。

听诊前胸部应沿锁骨中线和腋前线，听诊侧胸部应沿腋中线和腋后线，听诊后背部应沿肩胛线。要在上下左右对称部位进行对比。

（2）听诊内容：呼吸音是否正常、有无病理性呼吸音、有无干湿啰音、有无胸膜摩擦音及语音震颤有无增强或减弱。

【注意事项】

（1）保持环境安静，严肃认真，在自然光线下进行。

（2）叩诊时板指紧贴被评估部位，垂直叩击，用力均匀适度，注意两侧对比。肺叩诊时重点完成肺上界、肺下界的叩诊，能叩出肺肝界。

（3）乳房触诊时，切忌忘记检查腋窝、锁骨上淋巴结，触诊左右乳房均从外上象限开始。

（鲁娟）

实训四 心脏评估

【目的】

掌握心脏评估的内容、顺序和正规的评估方法，重点掌握心尖搏动、心脏震颤、心界的叩诊，以及心脏瓣膜听诊区及 S_1 与 S_2 的听诊。

【准备】

检查床、听诊器、直尺、记号笔。

【操作步骤】

（一）视诊

受检者取仰卧位，充分暴露胸部，光线来源于左侧，检查者站于检查床右侧，视线与受检者胸部相平观察。

1. 心前区的外形 评估胸部是否平坦，两侧是否具有对称性，有无隆起、饱满。

2. 心尖搏动

（1）位置：评估搏动位于第几肋间，或在锁骨中线内或外几厘米。

(2) 范围：评估搏动范围直径。

(3) 强度：体会正常心尖搏动的强度。

3. 心前区的搏动 评估心前区有无异常搏动。

(二) 触诊

心脏触诊是对视诊结果的进一步确定或鉴别，同时又能触及视诊未能发现的搏动等体征。检查时受检者一般取仰卧位，检查者通常以全手掌、手掌尺侧缘或指腹触诊，首先触诊心尖部，然后依次触诊心前区、胸骨两旁及上腹部。

1. 心尖搏动 右手五指并拢，用食、中、环指触摸心尖搏动部位，最后用中指指腹找到搏动最强点，作为心尖搏动的位置，并观察搏动的范围和强度。如心尖搏动看不清，应从左侧第 6 肋间腋中线开始，自外向内、自上向下逐肋间仔细查找心尖搏动。若左侧心前区各肋间均未触及，则检查右前胸各肋间；若仍未触及，则为心尖搏动触不清。正常的心尖搏动为一短促轻微的冲击感。心尖搏动抬起后停留片刻才落下(心尖搏动滞留感)，或明显增强使手指发生肉眼可见的抬起(抬举样心尖搏动)，均为左室肥大的体征。

2. 震颤 用并拢的手指或手掌尺侧缘检查受检者各瓣膜听诊区及胸骨左缘等处，触诊有无猫喘样细而快的震动感。震颤是器质性心脏病的特征性体征之一，正常人无震颤。

3. 心包摩擦感 受检者取坐位或仰卧位，检查者在胸骨左缘第 4 肋间触诊。正常人无心包摩擦感。

(三) 叩诊

1. 心浊音界的叩诊

(1) 叩诊方法：用间接叩诊法，叩诊用力要轻而均匀，以能分辨清、浊音变化为度。受检者取坐位时，垫指与心界边缘平行；受检者取仰卧位时，垫指与肋间平行，紧贴肋间隙，从肺部向心脏方向叩诊。

(2) 叩诊的顺序和内容：先左后右，自下而上，由外向内，逐肋间进行叩诊。

① 心左界：自心尖搏动所在肋间开始，由呈清音的部位开始由外向内、自下而上逐肋间进行叩诊直至第2肋间。若心尖搏动不清，则应从第6肋间呈明显清音的部位开始叩诊，第4、5肋间应从腋中线开始，其他肋间从腋前线开始。叩诊音由清变浊处即为该肋间的心浊音界，在该处肋间画一短垂直线加以标记，以便测量。

② 心右界：先沿右锁骨中线自上而下叩出肝上界，然后自肝上界上一肋间，由外向内叩出心浊音界，直至第2肋间。叩诊与标记方法同心左界叩诊。

2. 心浊音界的测量　用硬质厘米直尺测量各肋间心浊音界标记线至前正中线的垂直距离。如用皮尺，必须将皮尺拉直成水平进行测量。若将皮尺贴在胸壁呈弧形，测量的距离将较实际距离增大。

3. 记录　按健康评估中相关表格记录。记录时注意以下几点：①罗马数字Ⅱ、Ⅲ、Ⅳ、Ⅴ代表肋间数；②心左界记于右侧空格，心右界记于左侧空格；③必须测量左锁骨中线至前正中线的距离，并将数值记录于表格下方。

（四）听诊

1. 顺序　常规按二尖瓣听诊区→肺动脉瓣听诊区→主动脉瓣听诊区→主动脉瓣第二听诊区→三尖瓣听诊区的顺序进行听诊。

2. 听诊内容

（1）心率：记录每分钟心跳次数。心律规则者，可计数30秒再乘以2。

（2）心律：心律是否规则，有无间歇。如不规则，注意与呼吸有无关系。

（3）心音：每次心跳的心音强度是否相等；注意分辨第一心音和第二心音。区别第一心音与第二心音的方法如下：①听诊配合触诊：将听诊器胸件放于心前区，听诊同时配合触诊颈动脉/心尖搏动，与颈动脉/心尖搏动同时发生的心音为第一心音，之后发出的心音为第二心音。②寸移法：先听肺动脉瓣听诊区，该区清晰而较强的心音为第二心音，然后心中默记此节律，将听诊器胸件逐步移至心尖区，第二心音逐渐减弱，第一心音增强，从而区分出第一心音和第二心音。

(4) 额外心音：如闻及须分清是舒张期、收缩期还是医源性额外心音(心音分裂？奔马律？开瓣音？……)。另外须注意与第三心音相鉴别。比较主动脉瓣听诊区与肺动脉瓣听诊区第二心音的强度。

(5) 杂音：判断有无杂音，如听到杂音应明确以下几点：①哪个部位(瓣膜区)杂音最强？②是收缩期还是舒张期杂音？③强度为几级？④性质：是吹风性还是隆隆性？是柔和还是粗糙？⑤杂音是否传导：二尖瓣区的收缩期杂音是否向腋区传导？主、肺动脉瓣区的收缩期杂音是否向颈部传导？主动脉瓣区的舒张期杂音是否向心尖区传导？⑥其他：杂音的持续时间，杂音的强度与呼吸、运动、体位的关系。

(6) 心包摩擦音：判断有无心包摩擦音。

【注意事项】

(1) 重点演示和讲解心浊音界的叩诊方法和注意事项，其中叩每一肋间的心浊音界时，垫指应一点一点地移动，而叩肝上界时，垫指则自上而下随着肋间移动。

(2) 指导学生分别用上述两种方法辨别出第一心音和第二心音后，再引导学生进一步体会第一心音与第二心音的音调、音响及性质、持续时间的长短。

(鲁娟)

实训五　腹部评估

【目的】

熟悉腹部体表标志、分区与腹腔脏器的对应关系；掌握腹部评估的内容、顺序、方法，重点掌握肝、脾、胆囊的触诊方法；熟悉常见体征的临床意义。

【准备】

检查床、听诊器、皮尺、直尺、记号笔。

【操作步骤】

（一）体表标志

肋弓下缘、剑突、腹上角、脐、髂前上棘、腹直肌外缘。

（二）腹部分区

受检者仰卧，充分暴露腹部。

1. 四区法　以脐为中心，横竖各画一条相互交叉的垂直线与水平线，将腹部分为右上、右下、左上、左下四区。

2. 九区法　在两侧肋弓下缘和两侧髂前上棘之间各画一水平线，在两侧髂前上棘至前正中线垂直距离的中点上各画一垂直线，将腹部划分为右上腹部（右季肋部）、上腹部、左上腹部（左季肋部）、右侧腹部（右腰部）、脐部（中腹部）、左侧腹部（左腰部）、右下腹部（右髂部）、下腹部、左下腹部（左髂部）九区。

（三）腹部评估

1. 视诊　受检者仰卧，充分暴露腹部。

（1）腹部外形：正常腹部平坦，观察有无明显凹陷、膨隆或局限性隆起。腹壁明显高于肋缘至耻骨的水平面为腹部膨隆，腹壁明显低于上述水平面为腹壁凹陷。

（2）腹壁静脉：观察腹部有无静脉曲张、手术瘢痕等，如有腹壁静脉曲张，要检查曲张静脉的血流方向。正常人腹壁静脉一般不能看见。

（3）呼吸运动：正常时男性、儿童以腹式呼吸为主，女性以胸式呼吸为主。

（4）胃肠型和蠕动波：观察有无胃肠型及蠕动波。

（5）测量腹围：用皮尺经脐水平绕腹一周，在平静浅呼吸时测其周径（cm）。如腹壁呼吸运动显著，可取吸气与呼气时的中间值。

2. 触诊　受检者仰卧屈膝、放松腹肌，检查者站于其右侧，手要温暖、干燥，用力要柔和。原则：先浅后深，先健后患，一般从左下腹开始，沿逆时针方向触诊。触诊的同时，注意观察受检者的面部表情及反应。

（1）浅部触诊法：一般按左下腹部→左上腹部→右上腹部→右下腹部→脐部→下腹部的顺序进行触诊。触诊时右手指并拢，自然放在受检者腹部，利用掌指关节和腕关节的力量轻柔地按压和抬起并在腹壁皮肤上滑动进行浅表触诊。了解腹壁紧张度，有无压痛和明显的包块。

（2）深部滑行触诊法：检查者以并拢的右手指末端向腹腔深部加压，左手重叠在右手背面帮助加压，连同该部的腹壁一起来回滑动。触诊肠管或条索状的肿块时，应沿其长轴垂直方向来回滑动进行触诊。触及包块时，则在包块上做上下左右的滑动触诊。

（3）反跳痛检查：如有腹部压痛，应行反跳痛检查，即检查者用手指按压有压痛的部位，稍停片刻，继而突然将手松开，如松手瞬间受检者感觉有压痛部位疼痛加重，即为反跳痛阳性。临床常用于阑尾压痛点、胆囊压痛点的确定。

（4）冲击触诊法：又称浮沉触诊法。将手指并拢的右手置于腹壁上，做数次急促而有力的冲击动作。用于有大量腹腔积液时肝脾或腹腔包块的检查。如有肿大肝脾或包块，当其受冲击浮动时即可被检查者的手指触知。

（5）肝脏触诊：受检者取仰卧屈膝位，放松腹肌，微张口做较深的腹式呼吸。检查方法可采用单手触诊法、双手触诊法、钩指触诊法，有大量腹腔积液时采用冲击触诊法。临床常用双手触诊法，检查者左手掌置受检者右腰部自后方向前托起肝脏，左拇指固定于受检者右肋缘，右手掌平放于受检者右侧腹壁，手指并拢，指尖朝向肋弓下缘嘱受检者微张口做较深的腹式呼吸，受检者呼气时腹壁下落，触诊的右手随之向下加压，受检者吸气时腹壁上抬，触诊的右手紧贴腹壁继续加压，以指尖向肋缘方向迎触肝下缘。此时膈肌下降，肝下缘下移可被触及。先在右锁骨中线上脐水平以下开始触诊，如未触及肝脏，则逐步上移至肋缘下。再自正中线上开始由下向上直至剑突下触诊肝脏。如触到肝脏，应注意记录以下内容。

① 大小：测量锁骨中线上肋缘至肝下缘的距离，记为“肋缘下……厘米”。再测量正中线剑突下端至肝下缘的距离，记为“剑突下……厘米”。

② 质地：分为质软、质中、质硬三级。

③ 压痛：分为无压痛、轻压痛、显著压痛三级。

④ 其他：表面情况（光滑或结节不平）、边缘（锐利或圆钝、整齐或不规则）、有无搏动等。

(6) 脾脏触诊：① 受检者先取仰卧位，检查者左手掌置受检者左腰部第7～10肋间处，从后向前将腰部托起，右手于左肋缘下进行触诊，方向与肋缘垂直。自脐水平面开始，配合呼吸，由下向上逐渐向肋缘移动，迎触脾脏，直至触到脾缘或左肋缘。②受检者改取右侧卧位，右下肢稍伸直，左下肢轻度屈髋屈膝，检查者左手仍置于受检者左腰部，右手于左肋缘下进行触诊，此位置较易触到轻度肿大的脾脏。触到脾脏应记录其大小（肋缘下……厘米），显著肿大者应采用三线测量法并加以记录，或画图表示；还应注意其质地、压痛、有无脾切迹等。

(7)墨菲(Murphy)征检查法：检查者左手掌放在受检者右肋缘部，用左拇指在腹直肌外缘与肋弓交界点（即胆囊压痛点）加压，然后嘱受检者深吸气。急性胆囊炎时，加压的拇指在吸气下降时触及发炎的胆囊，引起疼痛而使受检者突然中断吸气，即为Murphy征阳性。

(8)肾脏触诊：双手触诊法评估肾脏，受检者取立位或仰卧屈膝位并深呼吸。触诊右肾时，检查者左手掌托住其腰部向上推起，右手掌平放在右上腹部，手指方向大致平行于右肋缘而稍横向，于受检者深吸气时双手夹触；触诊左肾时，检查者左手越过受检者前方而托住左腰部，右手掌横置于右上腰，依前法双手触诊左肾。

3. 叩诊

(1) 腹部叩诊：多采用间接叩诊法，一般自左下腹开始，沿逆时针方向叩诊。正常情况下，腹部除肝、脾所在部位呈浊音或实音外，其余部位均呈鼓音。

(2) 移动性浊音：对腹腔积液或疑有腹腔积液的受检者应检查移动性浊音。受检者取仰卧位，先叩诊脐周呈鼓音，叩诊两侧腹部呈浊音或实音。然后嘱受检者转为侧卧位，上侧的浊音区变为鼓音，下侧浊音区升高，即为移动性浊音阳性，为腹腔积液的重要体征且提示腹腔积液量超过 1000 mL。分别取左侧卧位和右侧卧位检查，观察浊音区变化。

(3) 叩击痛：①肝区叩击痛：检查者左手掌垫于受检者肝区，右手握拳，以尺侧用中等力量叩击左手背。正常肝区无叩击痛。②肾区叩击痛：检查者左手掌垫于受检者肾区(肋脊角)，右手握拳以中等力量叩击左手背，分别叩击左右两肾区。正常肾区无叩击痛。

4. 听诊

(1) 肠鸣音：听诊器胸件置于右下腹，一般持续听 3～5 分钟，至少听 1 分钟，听诊时注意肠鸣音的次数、音响的强度和音调。正常情况下肠鸣音每分钟 4～5 次，大于 10 次/分为增强或亢进，3～5 分钟听到 1 次为减弱，1 次也听不到为肠鸣音消失。

(2) 血管杂音：正常腹部无血管杂音，血管杂音分为动脉杂音和静脉杂音。动脉杂音的听诊主要在腹主动脉、肾动脉、髂动脉及股动脉处。静脉杂音常出现在脐周或上腹部。

(3) 振水音：受检者取仰卧位，检查者用听诊器胸件置于受检者上腹部，然后用稍弯曲的右手指连续迅速地冲击其上腹部，如能听到气液相撞的声音即为振水音。清晨空腹或禁饮食 6～8 小时后不应有振水音，如仍有振水音，提示胃排空功能障碍，胃内有液体潴留，见于幽门梗阻、胃扩张。正常人餐后或大量饮水后可有振水音。

【注意事项】

(1) 为避免触诊使肠鸣音发生变化，腹部评估的顺序为视、听、叩、触，但记录时统一按视、触、叩、听的顺序记录。

（2）触诊时注意配合腹式呼吸，体位多取仰卧屈膝位，以放松腹部。

（3）重点指导学生练习掌握腹部浅部触诊法、深部滑行触诊法、反跳痛检查法、肝脏触诊、墨菲（Murphy）征检查法、肠鸣音听诊等。

（鲁娟）

实训六　脊柱、四肢及神经反射评估

【目的】

熟悉脊柱、四肢及神经反射评估的内容、顺序；掌握脊柱、四肢及神经反射评估的方法；熟悉病理反射、脑膜刺激征的阳性表现及其临床意义。

【准备】

检查床、叩诊锤、棉签。

【操作步骤】

（一）脊柱、四肢评估

1. 脊柱　受检者取端坐位，颈部稍前屈，两手抱胸前；或取直立位，两上肢自然下垂。

（1）观察脊柱外形，注意脊柱胸段有无后凸、腰段有无前凸，并用手指沿脊柱棘突以适当压力从上向下划压，皮肤即可划出一条红线，以此观察脊柱有无侧弯。

（2）用右手拇指从第七颈椎棘突开始，自上而下逐个按压棘突和棘突间隙，观察有无压痛、棘突间距是否均匀、有无异常突起或凹陷及成角畸形等，再用叩诊锤按同样顺序自上而下逐个叩击脊柱棘突，观察有无叩击痛。正常棘突无叩击痛。

（3）检查者以左手掌置于受检者头顶，右手握拳以小鱼际用中等力量叩击左手背，检查脊柱有无传导痛。正常脊柱无传导痛。

（4）脊柱运动检查：受检者直立，然后嘱其活动躯干做前屈、后伸(仰)、侧弯动作,继而检查者用两手固定受检者骨盆,嘱其做左右旋转躯干运动。正常人生理范围内活动不受限。

2. 四肢 受检者充分暴露肢体,两肢放于相同的位置,先查上肢,再查下肢。分别观察以下内容。

(1) 各关节有无红肿、畸形、活动障碍。

(2) 两上肢和两下肢长度是否相等。上肢长度为自肩峰至中指尖端的长度,下肢长度为自髂前上棘经髌骨内缘至内踝尖的长度。

(3) 有无一侧肢体肌肉萎缩。

(4) 有无杵状指(趾)、反甲。

(5) 按压下肢胫前、踝关节周围、足背部有无凹陷性水肿。

(6) 震颤的检查:嘱受检者两上肢向前平行上举至水平位,手掌向下,两手指用力分开,于两手背上平放一张薄纸。如有细小震颤即可见纸发生轻细的震动。震颤见于甲状腺功能亢进症患者,亦见于神经官能症患者。

(二) 神经系统评估

1. 神经反射

1)生理反射

(1) 浅反射:刺激皮肤、黏膜引出的反射。①角膜反射:用细棉絮从侧方轻触受检者角膜,正常人双睑急速闭合。双侧分别测试。②腹壁反射:用竹签轻划腹壁皮肤,引起局部腹壁肌肉收缩,分别测试两侧上、中、下腹壁反射。上腹壁反射:沿肋缘下自外向内迅速轻划,正常引起该侧上腹部腹壁肌肉收缩。中腹壁反射:沿脐水平自外向内迅速轻划至近正中线,正常引起该侧中腹部腹壁肌肉收缩。下腹壁反射:沿腹股沟上缘自外向内迅速轻划,正常引起该侧下腹部腹壁肌肉收缩。③提睾反射:用竹签自下而上轻划大腿根部内侧皮肤,正常引起同侧睾丸迅速上提。

(2) 深反射:刺激肌腱骨膜所引出的反射。①肱二头肌反射:受检者肘关节稍屈曲,前臂稍内旋,检查者以左手掌托住肘关节,左手拇指压在肱二头肌腱上,用叩诊锤叩击该拇指,正常引起肱二头肌收缩,使肘关节出现快速屈曲动作。②肱三头肌反射:受检者肘关节屈曲,检查者以左手托住其肘关节,用叩诊锤直接叩击鹰嘴上方的肱三头肌腱,正常引起肱三头肌收缩而出现肘关节快速伸展动作。③桡骨膜反射:受检者肘关节自然下垂半屈曲,检查者轻托其腕部,然后用叩诊锤叩击桡骨茎突上方,正常引起前臂旋前及屈肘动作。④膝腱反射:受检者取坐位,两小腿自然下垂,或取仰卧位,检查者用左手在腘窝部托起下肢,使髋、膝关节稍屈曲,用叩诊锤叩击髌骨下方的股四头肌腱,正常引起股四头肌收缩而出现快速的小腿伸展动作。⑤跟腱反射:受检者取仰卧位,髋、膝关节稍屈曲,下肢呈外旋外展,检查者用左手托住其足掌并稍向足背屈曲,右手用叩诊锤叩击跟腱。正常引起腓肠肌收缩而出现踝关节伸展足向跖面屈曲动作。

2)病理反射　主要出现在椎体束病变时,故又称锥体束征。

(1) 巴宾斯基(Babinski)征:用竹签由受检者足跟开始沿足底外侧经小趾根部划向踇指侧。正常时踇指及其他四指均跖屈。阳性表现为踇指背屈,其余四指呈扇形分开,这是最重要的锥体束征。此外,还有其他几种足部病理反射,其刺激部位不同而阳性反应的表现和意义均与巴宾斯基征相同,称为巴宾斯基征的等位征,常用的有以下几种。①奥本海姆(Oppenheim)征:用拇指和食指沿受检者胫骨前缘自上向下用力滑压。②戈登(Gordon)征:用手握住并捏压受检者腓肠肌。③查多克(Chaddock)征:用竹签沿受检者足背外侧自踝关节下方向前划至跖趾关节处。

(2) 霍夫曼(Hoffmann)征:此为上肢的锥体束征。检查者左手握住受检者手腕,右手食指和中指夹住受检者中指并稍向上方提起,以拇指指甲急速弹刮受检者中指指甲。正常时受检者其余各指不动。阳性表现为受检者拇指屈曲内收,其余三指亦有轻微掌屈动作。

(3) 阵挛:①髌阵挛:受检者取仰卧位,下肢伸直放松。检查者用拇指与食指持髌骨上端迅速用力向下推动并维持一定的推力。若股四头肌发生节律性收缩而使髌骨呈节律性上下运动,为髌阵挛阳性。②踝阵挛:受检者取仰卧位,髋、膝关节稍屈曲。检查者一手托住受检者小腿或腘窝部,另一手握住其足掌前端,骤然用力。若踝关节呈持续性节律性伸屈运动,为踝阵挛阳性。

2. 脑膜刺激征

(1) 颈项强直:受检者取仰卧去枕位,两腿伸直,放松颈部。检查者右手掌置于受检者上胸部,左手掌托住其枕部做被动屈颈动作。正常颈部软且无抵抗,如颈肌有抵抗感,或强硬不能前屈则为阳性。

(2) 凯尔尼格(Kernig)征:受检者取仰卧位,屈髋屈膝成直角,检查者左手扶住其膝部,右手托住其足跟抬高小腿。正常抬腿可达135°以上,若小腿抬高不能超过135°,且抬腿时有抵抗感并沿坐骨神经发生疼痛,则为阳性。

(3) 布鲁津斯基(Brudzinski)征:受检者取仰卧位,两下肢自然伸直,检查者右手置于受检者胸部,左手掌托住其枕部,将其颈部前屈使下颌与胸部接近。阳性表现为双膝和髋关节同时自行屈曲。

【注意事项】

(1) 神经反射评估时应根据不同部位采取适宜的位置进行评估。

(2) 神经反射评估时应注意对称两侧的比较。

(3) 重点练习掌握生理反射、病理反射、脑膜刺激征的评估方法,并熟悉病理反射、脑膜刺激征的阳性表现及其临床意义。

(鲁娟)

实训七　描记心电图

【目的】

掌握正确描记心电图的方法。

【准备】

心电图机、棉签(或棉球)、75%乙醇、弯盘。

【操作步骤】

1. 操作准备

（1）环境准备：环境温暖，适当隐蔽。

（2）受检者准备：核对姓名，嘱受检者休息片刻，取平卧位，最好避免饱餐或吸烟后检查；做好解释，嘱受检者在检查中四肢平放，肌肉放松，保持平静呼吸，身体不要移动；暴露受检者两手腕与两下肢内侧，松解衣扣。

（3）用物准备：准备心电图机、检查床及棉球（含75%乙醇）。

2. 操作流程

（1）连接好心电引导电极并接通心电通道，确保机器妥善接地，打开防干扰键。

（2）嘱受检者去除身体上的金属饰品、电子表，平卧于检查床上，全身放松，裸露安放电极部位，注意遮挡和保暖，避免肌肉震颤（防止金属和肌肉震颤产生干扰波）。

（3）肢导联电极夹分别夹在两手臂内侧腕关节上方3～5 cm处和两内踝上方5～7 cm处，夹电极前先在安放电极的部位用棉球擦去局部皮肤的污垢和油脂，使电极与皮肤紧贴，防止干扰波的产生。连接顺序为红色电极安放在右上肢，黄色电极安放在左上肢，绿色电极安放在左下肢，黑色电极安放在右下肢。

（4）胸导联电极的安放位置分别为：V_1导联安放在胸骨右缘第4肋间，V_2导联安放在胸骨左缘第4肋间，V_3导联安放在胸骨左缘V_2与V_4导联连线的中点，V_4导联安放在左锁骨中线与第5肋间相交处，V_5导联安放在左腋前线V_4水平处，V_6导联安放在左腋中线V_4水平处。安放电极吸球前仍应先在相应部位用棉球擦去局部皮肤的污垢和油脂，使电极与皮肤紧贴。若放置电极部位皮肤污垢或毛发过多，必须预先清洁皮肤或剃毛。

（5）调节走纸速度为25 mm/s，定标准电压为1 mV后，先将导联调至Ⅰ处，此时可见记录笔随心动而摆动，开始观察使心电图的波形达到最佳状态，选取波形稳定的几个连续周期，一般记录3～5个心动周期波群（过程中受检者应该尽量保持静止，细小的动作也可能引起心电图的大波动)。后按照同样方法调拨导联选择开关,依次记录Ⅱ、Ⅲ、aVR、aVL、aVF、V_1、V_2、V_3、V_4、V_5、V_6等导联的心电图波形。

(6) 出现基线不稳定或鸣叫干扰时,查看受检者呼吸情况、电极接触是否良好、有无交流电干扰等,明确原因后给予纠正。

(7) 描记心电图完毕后关闭电源,取下电极,擦拭干净安放电极的体表,帮助受检者离床。

(8) 在描记心电图纸上标注受检者姓名、性别、年龄、描记时间及各导联符号。

(9) 观察分析所描记的心电图,试提出诊断。

【注意事项】

(1) 切记嘱受检者去除身体上的金属饰品、电子表、手机等,在安静状态下描记心电图,防止产生干扰波。

(2) 掌握各导联的连接方法,尤其能在胸壁上找出各胸导联的正确位置。

(3) 描记心电图的过程中,出现故障时要能及时排除。

(4) 描记出心电图后,能够在12个导联对应的心电图上正确地做出标记。

(鲁娟)

第三章　外科护理

实训一　常用手术器械的识别

【目的】

(1) 了解各种手术器械的设计、结构特点、主要功能，正确选择和使用手术器械。

(2) 学会各种手术器械的正确传递方法。

【准备】

手术刀(刀柄、刀片)、手术剪(组织剪、线剪)、手术镊、血管钳、组织钳、布巾钳、卵圆钳、肠钳、牵开器、探针、刮匙、吸引器头、缝线、持针器等。

【操作步骤】

1. 手术刀　手术刀主要用于切开和分离组织。手术刀由刀柄和可装卸的刀片两部分组成，一般二者分开存放和消毒。

传递：传递者应握住刀片与刀柄衔接处，刀锋朝上，将刀柄的尾部交给术者。切不可刀刃朝向术者传递，以免刺伤术者。

2. 剪刀

(1) 组织剪：用于剪断、分离组织，有直、弯、钝、尖及长、短之分，通常浅部手术操作使用直剪，深部手术操作使用弯剪。

(2) 线剪：多为直剪，用来剪断缝线、敷料、引流物等，浅部剪线使用尖头剪，深部剪线使用钝头剪。拆线剪是一刀片钝凹，一刀片直尖的直剪，用于拆除缝线。

传递：传递者右手握住剪刀的中部，利于腕部运动，适力将柄环部拍打在术者掌心上；弯剪应将弯侧向上传递。

3. 手术钳

(1) 止血钳:用于止血,分离、夹持组织及钳闭引流管(为手术室使用最多的器械)。有直、弯、有齿、无齿及长、短之分,细小的止血钳又称蚊式钳。直钳用于浅部止血,弯钳用于深部止血、分离操作、带线结扎、夹持组织进行缝合等,蚊式钳用于精细止血和分离组织。有齿直钳用于钳夹较厚和易滑脱的组织,如将要切除的胃或肠等。

传递:洗手后传递者右手握住止血钳前1/3处,弯侧向上,利用腕部适当力气的运动,将柄环部拍打在术者掌心上。

(2) 持针钳:又称持针器,用以夹持缝针进行缝合及持钳打结,也用于装卸手术刀片。持针钳夹针引线方法:右手拿持针钳,用持针钳开口处的前1/3夹住缝针的后1/3;然后将持针钳交于左手握住,右手拇指与食指捏住缝线前端,中指扶住持针钳,将缝线穿入针孔;右手拇指顶住针孔,食指顺势将线头拉出针孔,并反折合并缝线卡入持针钳的头部;若为线轴,右手拇指与食指捏住缝线,中指向下用力弹断线尾。

传递:洗手后传递者右手捏住持针钳的中部,针尖向外侧,利用腕部用适当的力气将柄环部拍打在术者掌心上。

(3) 组织钳:又称鼠齿钳或爱力斯钳。用于夹持组织(如皮下组织、要摘除的组织、皮瓣等)作为牵引。传递方法同止血钳。

(4) 布巾钳:用于钳夹固定手术巾,防止手术巾移位。传递方法同止血钳。

(5) 卵圆钳:又称海绵钳或环钳。钳的前端呈环状,分有齿和无齿两种。前者主要用于夹持、传递已消毒的器械物品,也用于夹持消毒棉球做手术区皮肤消毒。后者主要用于夹持胃、肠等脏器组织。传递方法同止血钳。

4. 手术镊 用于夹持组织,便于分离、剪切和缝合等操作,分有齿、无齿及大、中、小号。有齿镊夹持牢固、对组织有一定的损伤作用,用于夹持皮肤、肌腱等坚韧组织。无齿镊对组织的损伤较轻,用于夹持肠管、血管、神经及黏膜等较脆弱的组织。

传递:洗手后传递者右手握住镊子夹端,并闭合开口,水平式或直立式传递,让术者握住镊子中上部。

5. 牵开器　又名拉钩,用于牵开组织,显露深部手术野,便于手术操作。

传递:传递者右手握住拉钩前端,将柄端水平传递,注意传递前应用盐水浸湿。

6. 缝合针　用于缝合组织,有直针和弯针两类。根据针尖的断面分为圆针、三角针、铲形针等。圆针对组织损伤小,用于缝合肌肉、脏器、血管、神经、皮下组织等软组织;三角针锋利,穿透力强,用于缝合皮肤、韧带、软骨等组织,但不宜用于颜面部的皮肤缝合。

7. 吸引器头　用于吸引手术野渗血、渗液,空腔脏器内容物,手术野冲洗液等,有弯头和直头两种。使用时接上吸引导管,并与吸引器连接。

8. 缝线　用于结扎血管、缝合组织和脏器。分为不可吸收和可吸收两类。

9. 引流物　用于脓肿、创面或体腔内渗血、渗液、积气等引流,具有预防和治疗感染的作用。常用的引流物有纱布引流条、乳胶片、烟卷引流条和引流管。

(包龙梅)

实训二　外科洗手、穿手术衣、戴手套

【目的】

(1) 彻底清洁、消毒手臂,尽可能清除皮肤表面的微生物,预防切口感染。

(2) 避免手术过程中皮肤深部的常驻菌随汗液带到手的表面,污染伤口。

【准备】

1. 洗手用物 无菌毛刷、刷手液(抗菌洗手液、消毒肥皂水)、无菌小毛巾、消毒液(免洗手消毒凝胶)、感应式一体化刷手池。

2. 穿无菌手术衣用物 无菌手术衣包、无菌手套、无菌滑石粉。

【操作步骤】

(一)外科洗手(抗菌洗手液、消毒肥皂水洗手法)

1. 洗手前准备 护士换上手术室专用鞋,着手术室专用洗手衣裤,上衣扎入裤中;戴专用手术帽、口罩。

2. 清洁洗手 按"七步洗手法"将双手及前臂洗净。

3. 刷手 用无菌毛刷蘸取消毒肥皂水刷洗双手及前臂,将手臂分成从指尖到手腕、从手腕至肘上及肘上 10 cm 三个区域依次刷洗,每个区域的左右手臂交替进行。范围从指尖至肘上 10 cm;顺序为从远心端到近心端,从屈侧到伸侧;重点注意甲缘、甲沟及指蹼等处。

4. 冲洗 用流动水冲洗干净手臂上的洗手液或肥皂水。更换毛刷,以同样的方法再刷洗两遍,共用时约 10 分钟(指尖朝上,肘朝下,防止污水逆流至手指)。

5. 擦手 用两块小毛巾将双手从指尖至肘部擦干。注意手指不得接触对侧前臂。

6. 消毒 用免洗手消毒凝胶消毒双手两遍(从指尖到手腕、从手腕至肘上及肘上 6 cm)。

(二)穿无菌手术衣

1. 取衣 进入手术间,从器械台上拿取折叠好的无菌手术衣。注意看清衣服的上下和正反面。

2. 打开 选择宽敞处站立,手提衣领,打开手术衣,使正面向外。

3. 穿袖 将手术衣轻轻抛起,双手顺势插入袖中,两臂向前。手臂不可高举过肩,保持与肩同宽。

4. 系领带　巡回护士在背后抓住衣领内面，协助将袖口后拉，露出双手，并系住衣领后带。此过程中巡回护士不得接触手术衣外面。

5. 系腰带　穿衣者双手交叉，身体略向前倾，用手指夹起腰带递向后方，由巡回护士接住并系好腰带。穿好手术衣后，双手保持在腰以上、肩以下的胸前。

（三）戴无菌手套

1. 涂滑石粉　用无菌滑石粉涂擦手背、手掌及指间。

2. 取手套　捏住手套口的向外翻折部分，取出一副合适大小的手套，分清左右侧。

3. 戴左手　右手提手套，将左手插入手套内，戴上手套。注意未戴手套的手只能接触手套的内面。

4. 戴右手　将左手手指插入右手手套的翻折部分，帮助右手戴上手套，并直接盖住手术衣的袖口，再将左手手套翻折处盖住手术衣的袖口。注意已戴手套的手只能接触手套的外面。

5. 冲洗　用无菌生理盐水冲净手套外面的滑石粉。术毕如需连台手术，要先脱手术衣后脱手套。

（包龙梅）

实训三　配合消毒铺巾、器械台管理

【目的】

（1）保持手术切口及手术用物的无菌状态，防止手术切口感染。

（2）保持无菌用物的无菌；保持手术野、器械台及器械托盘的整洁、干燥；保证手术安全顺利进行。

【准备】

1. 器械台　应根据手术性质及范围选择合适规格的器械台。

2. 无菌手术包　无菌治疗巾 4 块、中单 3～4 块、剖腹单 1 块、无菌布巾钳。

3. 其他 无菌持物钳、手术器械包、消毒液。

【操作步骤】

(一) 配合消毒铺巾(以上腹部切口为例)

1. 消毒皮肤 器械护士将消毒器械传递给手术医师,手术医师右手持卵圆钳(消毒钳取头低柄高位)夹住消毒纱球,浸蘸消毒液先滴入肚脐少许,然后从手术切口处开始涂擦,绕过肚脐,四周延展到周径 15～20 cm 的区域;第二、三遍不能超出上一遍范围。第三遍消毒完毕,翻过卵圆钳用纱球的另一侧将肚脐内的消毒液吸干。消毒时注意:浸蘸消毒液不要太多;消毒时双手勿与患者皮肤及其他非无菌物品接触;涂擦时从清洁区向相对不清洁区消毒,不留空白处。

2. 递巾 器械护士把无菌治疗巾折边 1/4 传递给手术医师,传递时第 1、2、3 块无菌治疗巾的折边向手术医师,第 4 块治疗巾的折边向器械护士。将手术巾依次铺于切口下方、上方及对侧,最后将第 4 块治疗巾铺近侧。

3. 递布巾钳 将布巾钳递于手术医师,将手术巾交角处用布巾钳夹住,以免移动。

4. 协助铺巾

(1) 铺 2 块无菌中单于切口上、下方。

(2) 铺剖腹单,剖腹单孔正对切口,短端向头部,长端向下肢,然后向上、下方向展开,短端盖住麻醉架,按住上部,展开单子向下部展开,盖住器械托盘。铺单时保护好手,避免污染。

(二) 器械台管理

1. 开包布

(1) 开第一层包布:巡回护士把无菌手术包放于器械台上,用手打开第一层包布。

(2) 开第二层包布:用持物钳打开第二层包布。

(3) 开第三层包布:器械护士清洁消毒双手后,可用手打开第三层包布，打开包布时避免污染器械包。

2. 铺巾 台面上铺无菌治疗巾共 6 层，无菌单垂下台面不少于 30 cm。

3. 整理 器械护士穿好无菌手术衣及戴好无菌手套后，整理器械台，将用物分门别类排列。

4. 准备手术 上刀片，穿好 2 根针线。

5. 清点 器械护士与巡回护士共同清点器械及敷料数目。

6. 移放用物 消毒患者皮肤、铺巾后将切开皮层的用物移放在手术台托盘上。

7. 清点、核对 手术全程器械护士与巡回护士清点、核对手术用物 3 次。

（包龙梅）

实训四 更换敷料(换药操作)

【目的】

(1) 学会一般换药的基本操作。

(2) 熟悉换药原则。

(3) 熟悉常用换药物品的名称、用途。

【准备】

按伤口大小和深浅情况准备换药用物，如无菌换药碗(盘)2 个、镊子 2 把、生理盐水棉球、75%乙醇、棉球、纱布、棉垫、胶布、绷带、汽油和棉签等。对于感染伤口还需要准备剪刀、探针、刮匙和引流条等。

【操作步骤】

1. 核对解释、安置体位 核对患者，对患者行健康教育，说明换药的意义、操作过程，使患者能够配合，必要时镇静、镇痛；协助患者取合适体位，充分暴露伤口，冬天应注意保暖。

2. 揭除敷料 用手朝伤口方向揭去皮肤上的胶布，取下外层敷料,将污染敷料内面向上放于弯盘中(伤口有血液或渗出时戴手套取下),再用镊子揭下内层敷料(不能直接用手接触)。观察伤口情况。

3. 清理伤口

(1) 消毒:75%乙醇(或 0.5%碘伏)棉球消毒伤口周围皮肤 2～3次。清洁伤口时一般由内向外消毒,感染伤口或会阴部伤口由外向内消毒。用两把镊子操作,一把镊子接触伤口,另一把接触敷料。

(2) 清洗:用生理盐水棉球清洁创面,轻沾吸去分泌物。清洗时由内向外,棉球的一面用过后,可翻过来用另一面,然后弃去。分泌物较多且创面较深时,宜用生理盐水冲洗,如坏死组织较多,可用优琐溶液或其他消毒溶液冲洗。高出皮肤或不健康的肉芽组织可用剪刀剪平,或先用硝酸银棒腐蚀,再用生理盐水中和。肉芽组织有较明显水肿时,可用高渗盐水湿敷。

4. 换新敷料

(1) 敷纱布:根据伤口不同敷以药物纱布或适当安放引流物(引流条放置应深入伤口底部,松紧适度,保持引流通畅)。

(2) 覆盖:用纱布覆盖伤口处,必要时加棉垫。

(3) 固定:用胶布或绷带妥善固定。胶布粘贴方向与肢体或躯体长轴垂直。

5. 整理　协助患者取合适体位,整理用物,用物分类消毒、处理;洗手、记录。有传染性的伤口用物随即烧毁;器械、器皿在消毒溶液中浸泡 2 小时消毒,清洗后高压灭菌备用。

(包龙梅)

第四章 儿科护理

实训一 体格测量技术

一、体重测量技术

【目的】

评估儿童体格生长情况，判断儿童的营养状况，为临床补液、用药及喂奶量的计算提供依据。

【准备】

1. 护士准备 修剪指甲，洗手，戴口罩。

2. 用物准备 根据儿童年龄准备好体重秤（如电子婴儿体重秤、儿童体重秤或成人体重秤）、一次性垫巾、手消毒液、护理记录单。

3. 环境准备 室内安静，整洁，温暖，明亮。必要时用屏风遮挡。

【操作步骤】

1. 婴儿体重测量技术

(1) 打开电子婴儿体重秤，确认功能正常，调节指针至零点。

(2) 将一次性垫巾铺在体重秤上，去除婴儿衣物及尿布，将婴儿轻轻放在秤盘上，待指针稳定后准确读数并记录。

(3) 如室温较低，可先称不去除衣物和尿布的婴儿的总重量，再称衣物和尿布的重量，记录时前者减去后者，即为婴儿体重。

2. 儿童体重测量技术

(1) 调节儿童体重秤指针至零点。

(2) 嘱儿童排尿，协助其脱去衣物和鞋子，穿单衣空腹测量。

（3）嘱儿童站在体重秤的踏板中央，双臂自然下垂，不可接触其他物品，准确读数并记录。

（4）如儿童不合作，可用成人体重秤测量成人抱儿童的总重量，称后减去成人的体重，即为儿童体重。

【注意事项】

（1）每次测量前校对体重秤，测量时先将指针调至零点，平衡后方可使用。

（2）电子婴儿体重秤适用于3个月以内的婴儿，除新生儿记录以克为单位外，其余均以千克为单位记录。

（3）测量时注意保暖和安全。

（4）如需每日测量，应用同一体重秤在每日同一时间空腹进行。

二、身高（身长）、坐高（顶臀长）测量技术

【目的】

评估小儿体格发育的情况，是骨骼发育的重要指标，为相关疾病的判断提供依据。

【准备】

1. 护士准备 着装整洁，洗手，戴口罩。

2. 用物准备 身长（顶臀长）测量板 、身高（坐高）测量器、清洁软布、手消毒液、护理记录单。

3. 环境准备 室内安静，整洁，温暖，明亮。

【操作步骤】

1. 身长（顶臀长）的测量方法

（1）将清洁软布铺在测量板上，脱去婴幼儿的帽子和鞋袜，使其仰卧于测量板的中线上。

（2）将婴幼儿的头扶正，使其头顶部轻触测量板顶端，两耳在同一水平，双手自然平伸。

（3）测量者立于婴幼儿右侧，左手按住婴幼儿两膝使腿伸直，右手移动足板使其接触双脚跟部，注意测量板两侧的读数应保持

一致，然后准确读数并记录。

(4) 将婴幼儿双腿抬起与底板垂直，推滑板至紧贴臀部，准确读出顶臀长并记录。

2. 儿童身高(坐高)测量技术

(1) 脱去儿童帽子和鞋袜，嘱其站立在立位测量器上。

(2) 嘱儿童两眼直视正前方，胸部挺起，双臂自然下垂，脚跟并拢，脚尖分开约 60°。脚跟、臀部、肩胛骨及枕部同时靠在测量杆上，头部保持正中位置。

(3) 测量者移动测量器头顶板，与儿童头顶接触，头顶板与量杆成 90°角，读出身高(cm)并记录。视线应与立柱上刻度的数字平行。儿童身长(身高)记录至小数点后 1 位。

(4) 儿童坐于坐高测量器上，两大腿伸直与躯干成直角并与地面平行。头部与肩部的位置与测量身高要求相同。将头顶板与儿童头顶接触，头顶板与量杆成 90°角，读出坐高(cm)并记录。

【注意事项】

(1) 婴幼儿测量时，测量板与婴幼儿足底垂直，推动滑板时动作应轻快。

(2) 3 岁以下仰卧位测量身长，3 岁以上立位测量身高。

(3) 读数精确至 0.1 cm。

三、头围测量技术

【目的】

评估儿童大脑和颅骨的发育情况，为相关疾病的判断提供依据。

【准备】

1. 护士准备　着装整洁，洗手，戴口罩。

2. 用物准备　软尺、手消毒液、护理记录单。

3. 环境准备　室内安静，整洁，温暖，明亮。

【操作步骤】

1. 安置体位　测量者位于儿童右侧或前方，儿童取坐位或立位。

2. 测量 测量者用左手拇指将软尺零点固定于儿童头部右侧眉弓上缘处，经枕骨粗隆及左侧眉弓上缘回至零点，使软尺紧贴头皮，女童应松开发辫。

3. 记录 准确读出头围(cm)并记录。

【注意事项】

(1) 脑积水、急性脑水肿患儿应每日测量头围。

(2) 头发过多或有小辫者应将其拨开。

(3) 测量结果要精确至0.1 cm。

四、胸围测量技术

【目的】

评估儿童胸廓、胸背部肌肉及肺发育情况，为相关疾病提供诊断依据。

【准备】

1. 护士准备 着装整洁，洗手，戴口罩。

2. 用物准备 软尺、手消毒液、护理记录单。

3. 环境准备 室内安静，整洁，温暖，明亮。必要时用屏风遮挡。

【操作步骤】

1. 安置体位 协助儿童取卧位或立位，双臂自然平放或下垂。

2. 测量 用软尺沿乳头下缘水平绕一周为胸围(cm)。测量者用左手将软尺零点固定于儿童一侧乳头下缘，右手将软尺紧贴皮肤，经背部两侧肩胛骨下缘绕胸一周回至零点。

3. 记录 取平静呼吸时的中间测量值，或吸气、呼气时的平均值，并记录。

【注意事项】

(1) 3岁以上儿童取立位测量。

(2) 乳腺已发育的女孩测量胸围时，软尺应固定于胸骨中线第4肋间。

（3）读数精确至 0.1 cm。

（杨婷莉）

实训二　更换尿布技术

【目的】

保持婴儿臀部皮肤清洁、干燥、舒适，预防尿布皮炎发生。

【准备】

1. 护士准备　了解婴儿病情、意识状态，评估会阴部皮肤、尿布的污湿情况；着装整洁，修剪指甲，洗手、戴口罩。

2. 用物准备　清洁尿布、尿布桶、软毛巾、盆及温水（有尿布皮炎时备 1∶5000 高锰酸钾溶液）、爽身粉及其他治疗药物。

3. 环境准备　室内温湿度适宜，避免空气对流。

【操作步骤】

1. 摆放用物　携用物至床旁，将尿布折成合适的长条形放在床边备用。

2. 解开尿布　轻轻掀开盖被下端，暴露婴儿下半身，解开被污湿的尿布。

3. 清洗　操作者一手握住婴儿两脚并轻轻提起，露出臀部，若有粪便，另一手用污湿的尿布洁净的上端由前向后擦净会阴部及臀部，温水擦洗后轻轻用软毛巾吸干水分。取下污湿的尿布，将污湿部分卷折在里面，放入尿布桶内。

4. 更换清洁尿布　再握住婴儿两脚并轻轻提起，抬高腰骶部，另一手将清洁尿布的一端垫于婴儿腰骶下，将爽身粉或消毒植物油涂于臀部，放下两脚，将尿布另一端折到婴儿腹部，系好尿布带。新生儿脐带未脱落时，注意保持脐带残端处于暴露状态。

5. 整理记录　拉平婴儿衣服，盖好被子，整理婴儿床单位，取走污湿的尿布，洗手后记录。

【注意事项】

(1) 选择质地柔软、透气性好、吸水性强的棉布或者一次性尿布。

(2) 尿布包扎应松紧适宜，防止因过紧而影响婴儿活动或过松而造成大小便外溢。

(3) 更换尿布时动作应轻、快，避免受凉。

(杨婷莉)

实训三 婴儿沐浴技术

【目的】

保持婴儿皮肤清洁，帮助皮肤排泄和散热，促进血液循环；活动婴儿肢体，使之感到舒适；观察全身皮肤情况。

【准备】

1. 护士准备 评估婴儿的病情，测量体温，检查全身皮肤情况；着装整洁，修剪指甲，洗手。

2. 用物准备 护理盘内放无菌缸(内置纱布数块)、1%碘伏、无菌棉签、液体石蜡、婴儿洗发液、婴儿沐浴液、爽身粉、护臀膏、鱼肝油(或氧化锌软膏)、体温计、水温计、弯盘、指甲刀。另备大毛巾、小面巾、浴巾、衣服、尿布、小毛毯、围裙。必要时备体重秤、床单、枕套等。

3. 环境准备 浴室内安静，关闭门窗，调节室温(以 26～28 ℃为宜)，采光要好，以便对婴儿进行观察。

【操作步骤】

1. 摆放用物 携用物至沐浴室，按使用顺序摆好，系上围裙。调节水温至 38～42 ℃。

2. 核对检查 核对床号、姓名，抱婴儿至沐浴处，松解衣物，检查全身情况。脱去衣服，保留尿布，用大毛巾包裹婴儿全身。按护理常规要求测体重并记录。

3. 面部擦洗　用小面巾不同部位依次擦洗双眼（内眦→外眦）、前额、面颊、下颏、耳部。擦时禁用肥皂。注意擦洗耳后皮肤，用棉签清洁鼻孔。

4. 头部洗浴　抱起婴儿，用左手托住头枕部，左手拇指和中指分别将婴儿双耳郭折向前方，堵住外耳道口，左臂和腋下夹住婴儿躯干及下肢（图 4-1），右手将洗发液涂于头部洗浴，洗浴完毕用清水冲净，并用大毛巾擦干头发。

5. 身体洗浴　于浴盆底部铺垫一块浴巾，以免婴儿在盆内滑跌。移开大毛巾及尿布，用左手握住婴儿左肩及腋窝处，使其头颈部枕于操作者前臂，用右手握住婴儿左大腿，使其臀部位于操作者右手掌上，轻轻放入水中（图 4-2）。松开右手，取小浴巾湿水淋湿婴儿全身，擦沐浴乳、冲洗，边洗边冲净，依次为颈下、前胸、腋下、腹、手、臂、后颈、背腰、腿、脚、会阴及臀部。在清洗过程中，护士左手始终将婴儿握牢（只有在洗背部时，左右手交接婴儿，使婴儿头靠在护士手臂上），洗净皮肤皱褶处，如颈部、腋下、腹股沟、手及足指（趾）缝等。注意观察皮肤情况。

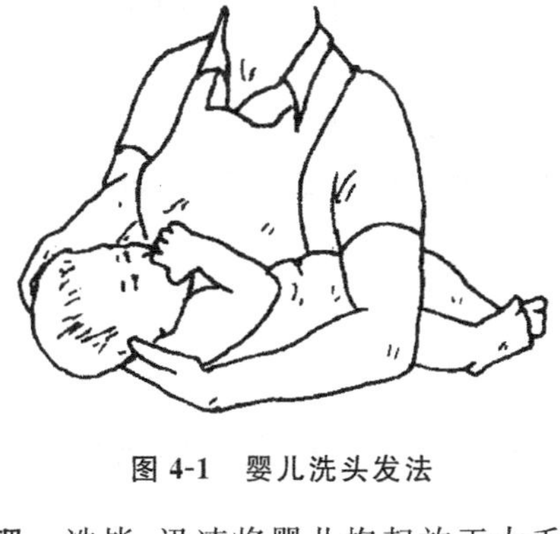

图 4-1　婴儿洗头发法

6. 洗后护理　洗毕，迅速将婴儿抱起放于大毛巾中，迅速包裹并擦干。必要时用棉签蘸液体石蜡擦净女婴大阴唇及男婴包皮处污垢。脐带未脱落时用碘伏消毒脐带残端及脐周。皮肤皱褶处撒上少许爽身粉，必要时臀部涂护臀膏。穿好衣服，兜好尿布，检查指甲及腕带，视需要修剪指甲。

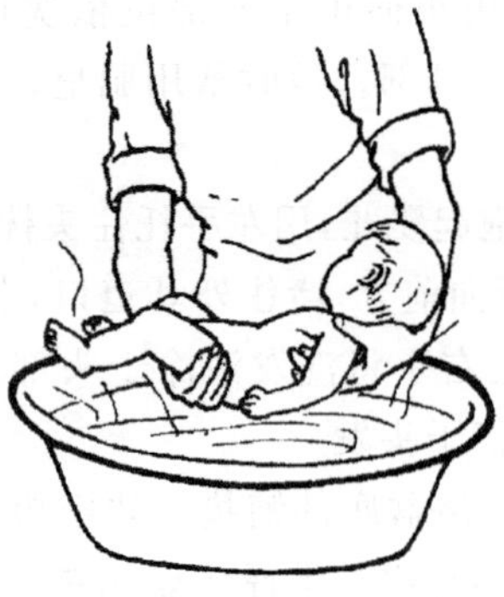

图 4-2　婴儿出、入浴盆法

7. 整理记录　脱去围裙，送回婴儿。核对信息，体位安置妥当。整理用物，洗手并记录。

【注意事项】

(1) 沐浴应在婴儿进食 1 小时后进行，以防止呕吐或溢奶。

(2) 动作轻柔，确保安全；减少暴露，避免受凉。

(3) 头皮有皮脂结痂时，先用液体石蜡或其他消毒的植物油浸润，待次日轻轻梳去痂皮后，再清洗。切不可用力剥除，以防出血。

(4) 口唇有干裂者，可涂甘油。口腔有炎症时，按医嘱处理。有尿布皮炎者，按程度分别处理。

(5) 注意观察婴儿全身及皮肤情况，如发现异常，应及时报告医生。

(杨婷莉)

实训四　婴儿抚触技术

【目的】

促进婴儿血液循环，提高抵抗力；利于食物的消化和吸收；促使神经系统的发育；增进母婴情感交流。

【准备】

1. 护士准备　修剪指甲，取下饰物，洗手。

2. 用物准备　干毛巾、润肤油、清洁衣物、尿布。

3. 环境准备　室内安静、清洁，调节室温在28 ℃以上；播放舒缓的音乐。

【操作步骤】

1. 抚触前准备　操作者取立位或坐位，保持双肩放松，背部挺直。取适量润肤油，涂抹均匀。按头、胸、腹、四肢、手足、背部的顺序依次进行抚触。

2. 头面部抚触

(1) 双手拇指指腹从眉心向太阳穴滑动，到达太阳穴时轻轻按压。

(2) 双手拇指从下颌中央向耳前方滑动，呈微笑状，在耳前方轻轻按压片刻。

(3) 一手轻托婴儿头部，另一手从一侧前额发际抚向脑后，并停止于耳后乳突处，轻按片刻。换手同法抚触另一侧，注意避开囟门。

3. 胸部抚触　双手交叉从胸部的两侧肋缘向对侧肩部推进，注意避开乳头。

4. 腹部抚触

(1) 手指并拢由婴儿右下腹滑向右上腹。呈字母“I”形。

(2) 手指并拢由婴儿右上腹经左上腹向左下腹滑动。呈字母“L”形。

(3) 手指并拢由婴儿右下腹经右上腹、左上腹向左下腹滑动。呈字母倒“U”形。腹部抚触时注意避开脐部。

5. 四肢、手足抚触　双手交替从婴儿上肢近端向远端滑行至腕部，分段搓、揉、捏肌肉及关节。用双手拇指从婴儿掌心按摩至指端，并轻轻提拉每个手指。同法按摩下肢及足部。

6. 背部抚触　婴儿呈俯卧位，头偏向一侧。操作者双手与脊柱成直角，分别于婴儿脊柱两侧由中央向两侧滑动。再由后颈部滑向臀部，最后由头顶沿脊柱抚触至骶部。一边按摩一边与婴儿说话，进行感情交流。

7. 活动关节、伸展四肢 做完全身抚触后，婴儿肌肉已经放松，帮助婴儿活动各关节，伸展四肢。主要动作为上、下肢的伸展。

8. 整理 为婴儿穿衣，整理床单位。注意保暖。

【注意事项】

(1) 抚触过程中注意与婴儿进行感情交流，面带微笑，语言柔和。

(2) 抚触应选择在婴儿沐浴后、游泳后、晚上临睡前或换衣服时进行。每日可进行 2～3 次，每个抚触动作可进行 5～8 次，每次抚触 15 分钟为宜。

(3) 抚触动作要到位，用力适当。开始抚触时动作要轻柔，然后逐渐用力，让婴儿慢慢适应。

(4) 抚触过程中要观察婴儿的反应，若有哭闹、肌张力增加、肤色改变、呕吐等应停止抚触。

（杨婷莉）

实训五 婴幼儿灌肠技术

【目的】

清洁肠道为手术、检查做准备；治疗用药；解除便秘，减轻腹胀；为高热患儿降温。

【准备】

1. 护士准备 了解患儿病情、意识状态、合作程度，测量生命体征；评估肛周皮肤情况；着装整洁，修剪指甲，洗手、戴口罩。

2. 用物准备

(1) 灌肠用物：治疗盘内置一次性肠道灌洗器、水温计、弯盘、凡士林、棉签、卫生纸，另备大橡胶单或一次性护垫、治疗巾、便盆、手套，必要时备毛毯。

（2）灌肠溶液：①生理盐水或0.1%～0.2%肥皂水，其温度应为39～41 ℃；降温灌肠时常用冷生理盐水，其温度为28～32 ℃；镇静时可用10%水合氯醛溶液。②婴幼儿灌肠溶液需要量见表4-1。

表4-1　婴幼儿灌肠溶液需要量

年　龄	灌肠液用量/mL
6个月	50
6个月～1岁	100
1～2岁	200
2～3岁	300

3. 环境准备　关闭门窗，调节室温至24～26 ℃，拉床边围帘。

【操作步骤】

1. 检查核对　检查一次性肠道灌洗器有效期及有无漏气。携用物至患儿床前，核对解释。

2. 置灌洗器　打开灌洗器包装，将灌肠液导入储液袋，然后将灌洗器挂于输液架上，储液袋内液面距离肛门40～60 cm、婴幼儿30～40 cm。排气，关闭流量控制器。

3. 安置体位　协助患儿取左侧卧位，双膝屈曲，脱裤至膝部或解开尿裤，臀部移至床沿。不能自我控制的患儿可取仰卧位，臀下放便盆。

4. 放置用物　将橡胶单及治疗巾垫于臀下，防止污湿浴毯和床单。弯盘置于臀部旁边，备纱布或卫生纸于弯盘旁。

5. 插入灌洗头　再次核对，戴手套，用凡士林润滑灌洗头前端。操作者用左手取纱布分开臀部，暴露肛门，嘱患儿深吸气，右手将灌洗头轻轻插入直肠（婴儿2.5～4 cm，儿童5～7.5 cm）后固定。用尿布覆盖会阴部，以防溅出物污湿床单和操作者。

6. 开始灌洗　操作者一手固定肛管，另一手松开流量控制器，使灌肠液缓缓流入。观察患儿的情况及储液袋液面下降情况，若患儿有便意，嘱患儿深呼吸，或减慢流速，或降低储液袋高度；若溶液流入受阻，可轻轻转动或挤捏导管。

7. 灌洗后处理 灌肠液灌注完毕后夹闭流量控制器，用卫生纸包裹灌洗头并使其反折，轻轻拔出，擦净肛门。若需保留灌肠液，可轻轻夹紧患儿两侧臀部数分钟。

8. 整理记录 协助患儿排便后，擦净肛门及臀部，取出便盆。脱掉手套，协助患儿取舒适卧位，拉开床帘，打开门窗，整理用物。核对，洗手，记录灌肠情况。

【注意事项】

（1）插管动作要轻柔，避免损伤肠黏膜。

（2）注意保暖，避免受凉。

（3）灌肠速度宜慢，仔细观察排出物的性质和量，并记录。灌肠时注意患儿病情变化，如患儿疲劳，可先休息片刻后再继续灌肠，以免虚脱；若患儿突然出现面色苍白、异常哭闹、腹痛或腹胀加剧应停止灌洗，并通知医生进行处理。

（4）若为降温灌肠应保留 30 分钟后再排出，排便后 30 分钟再测量体温并记录；若保留灌肠液应保留 1 小时以上。

（5）发生急性心力衰竭或钠潴留的患儿禁用生理盐水灌肠；急腹症、消化道出血患儿禁忌灌肠。

（杨婷莉）

实训六　头皮静脉输液技术

【目的】

补充营养和液体，维持患儿所需热量，纠正水、电解质和酸碱平衡紊乱；使药物快速进入体内，达到治疗疾病的效果。

【准备】

1. 护士准备 评估患儿病情、年龄、意识状态、合作程度；评估穿刺部位的皮肤及血管情况；着装整洁，修剪指甲，洗手、戴口罩。

2. 用物准备 同成人周围静脉输液。另备小儿用一次性头皮针头1～2个、5 mL注射器1支(内盛生理盐水或药液)及剃刀,必要时备约束用品。

3. 环境准备　室内清洁、宽敞,光线明亮。

【操作步骤】

1. 检查核对　在治疗室检查并核对药液及输液器,按医嘱配好输液药物,插输液器。备齐静脉输液用物及所需液体。

2. 输液准备　携用物至患儿床旁,再次核对药液,无误后挂输液瓶于输液架上,排尽空气。

3. 选择穿刺静脉　操作者站在患儿头端选择穿刺静脉(图4-3)。

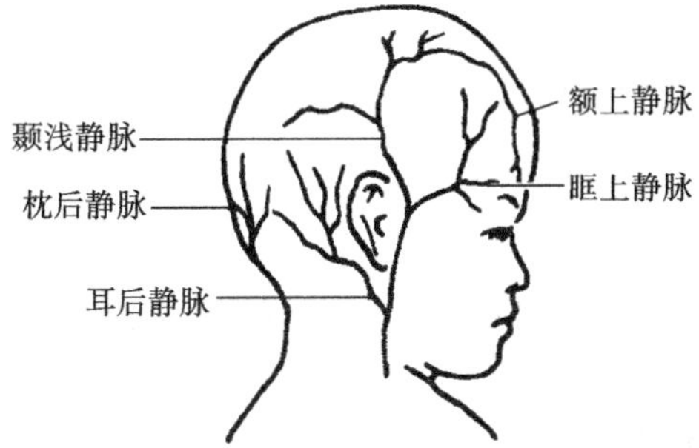

图4-3　小儿常用头皮穿刺静脉部位图

4. 消毒　常规消毒皮肤,再次核对。

5. 穿刺　操作者用左手拇、食指绷紧静脉两端皮肤,右手持针,在距离静脉最清晰点向后移0.3 cm处,将针头近似平行刺入皮肤,见有回血后再把针头推进少许,打开调节器,点滴通畅后用无菌敷贴固定。

6. 核对签字　根据患儿年龄、病情及药物性质调节输液速度。再次核对,签字并告知家长输液过程中的注意事项。

7. 整理记录　整理用物,记录输液时间、药物、输液量等。

【注意事项】

(1) 严格执行查对制度和遵循无菌技术操作原则,注意药物配伍禁忌。

(2) 穿刺过程中注意患儿的面色和一般情况，切不可只顾操作而忽视了病情观察。

(3) 根据患儿病情、年龄及药物性质等调节输液速度，加强巡视，经常观察输液情况，如速度是否合适、局部有无肿胀、针头有无滑脱、瓶内溶液是否滴完、各连接处有无漏液等。注意输液反应，出现反应者及时给予相应的处理。

(4) 输液超过 24 小时者，应更换输液装置。需长期输液者，要注意保护和合理使用静脉，一般从远端小静脉开始，亦可采用儿童静脉留置针。

(杨婷莉)

实训七　股静脉穿刺术

【目的】

采集血标本，用于常规、生化等检查，协助诊断、治疗。

【准备】

1. 护士准备　评估患儿病情、年龄、意识状态、心理状态，了解穿刺的目的、方法、部位等；根据患儿年龄做好解释工作；着装整洁，修剪指甲，洗手、戴口罩。

2. 用物准备　治疗盘内放置皮肤消毒液、无菌干棉球、无菌棉签、弯盘、无菌注射器、真空采血管、检验医嘱单、检验单和标签、锐器回收盒、手消毒液。

3. 环境准备　关闭门窗，室内清洁、宽敞，光线明亮。

【操作步骤】

1. 核对、备物　认真核对申请检验项目、患儿姓名、床号，根据检验项目选择适当容器，化验单附联贴于试管上，备齐用物。操作者和助手洗手，戴口罩、帽子。

2. 清洗局部皮肤　助手清洗患儿会阴部及腹股沟区皮肤，更换尿布，并用尿布包裹好会阴部，以免患儿排尿时污染穿刺点。

3. 安置体位　患儿仰卧，垫高穿刺侧臀部。助手站在患儿头端，用双肘及前臂约束患儿躯干及上肢，双手分别固定患儿双腿，使患儿大腿呈青蛙状，即外展、外旋，膝关节屈曲成直角。

4. 穿刺进针　操作者站在患儿足端，常规消毒穿刺部位皮肤及操作者左手食指。若采用垂直穿刺法，操作者左手食指在腹股沟中1/3与内1/3交界处触到股动脉搏动点，再次消毒穿刺点及术者手指，右手持注射器沿股动脉搏动点内侧0.3～0.5 cm处垂直刺入，感觉无阻力并见回血后固定，抽足所需血量后拔针。亦可采用斜刺法，在腹股沟下1～3 cm处，将针头与皮肤成45°角向股动脉搏动点内侧0.3～0.5 cm处沿向心方向刺入，其余操作同垂直穿刺法。

5. 拔针送检　快速拔针，将血液注入真空采血管内，血标本置于试管架，及时送检。

6. 加压止血　拔针后立即用消毒干棉球加压止血5～10分钟，检查局部无出血后，用敷贴固定。

7. 整理记录　协助患儿取舒适体位，使衣服平整，整理用物，洗手并记录。

【注意事项】

(1) 穿刺时要严格执行无菌操作，防止感染。

(2) 操作者要技术熟练。如局部静脉穿破应立即加压止血，待血止后再更换对侧采血。

(3) 如果回血为鲜红色，说明误入股动脉，应立即拔出针头，用无菌纱布紧压10～15分钟，直至无出血。

(4) 穿刺时应注意观察患儿面色和呼吸情况，发现异常立即停止操作。

(5) 有出血倾向或凝血功能障碍者禁止股静脉穿刺，以免引起内出血。

(杨婷莉)

实训八　温箱使用技术

【目的】

为体重在2000 g以下的早产儿，体温不升、新生儿寒冷损伤综合征及异常新生儿提供温度适宜的、安全的隔离环境，以保持体温在正常范围内。

【准备】

1. 护士准备　着装整洁，修剪指甲，洗手，戴口罩。

2. 用物准备　温箱（使用前做好清洁消毒工作，检查其性能是否完好，确保安全）、婴儿床垫、枕头、床单、清洁尿布、蒸馏水等。

3. 环境准备　关闭门窗，室内无对流风，室温调节至24～26 ℃。

【操作步骤】

1. 入箱前的准备

（1）护士应了解患儿出生时的孕周、出生体重、生命体征及一般情况、有无并发症等，估计常见的护理问题。

（2）加50 ℃蒸馏水于温箱湿化器水箱中至水位线，保持温箱内相对湿度。

（3）打开电源开关，预热至28～32 ℃，预热时间为2小时左右。然后根据患儿的体重及出生日龄调节温箱的温度，并调节温箱内湿度为55%～65%。若为新生儿硬肿症、体温低于33 ℃及受冷时间超过1小时者，必须遵循逐渐复温原则。

（4）升到所需温度时，温箱红、绿灯交替亮。

（5）患儿穿单衣，换清洁尿布，测量体温后放入温箱内（图4-4）。

2. 入箱后护理

（1）一切护理操作应尽量在箱内进行，如喂奶、换尿布、清洁皮肤、观察病情及检查等操作均可从边门及袖孔进行，尽量少打开箱

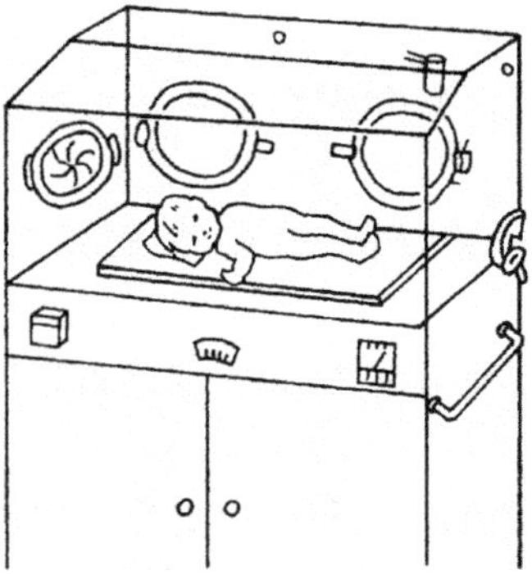

图 4-4　婴儿温箱

门，以免箱内温度波动。需要暂出温箱治疗或检查时，也应注意在保暖措施下进行，避免患儿受凉。

(2) 定时测量体温，根据体温调节箱温，并做好记录。在体温升至正常前应每小时监测体温 1 次，每小时提高箱温 0.5～1 ℃，箱温不得超过 34 ℃，待肛温达到 35 ℃时维持；待体温升至正常后可每 4 小时测 1 次，维持体温在 36～37 ℃。

(3) 每天固定时间加满水箱，以维持相对湿度。

(4) 每天用消毒液擦拭温箱内外，并定期做细菌培养，以检查清洁消毒效果。

3. 出温箱条件

(1) 体重达 2000 g 或以上、体温正常者。

(2) 在不加热的温箱内，室温维持在 24～26 ℃时，能保持正常体温者。

(3) 在温箱中时间超过 1 个月，体重虽不足 2000 g，但一般情况良好者。

【注意事项】

(1) 温箱不宜放置在阳光直射、有对流风及取暖设备附近，以免影响箱内温度的控制。

(2) 要掌握温箱性能，严格执行操作规程，并要定期检查有无故障、失灵现象，一旦发现应立即拔出电源进行检修，保证绝对安全使用。

(3) 严禁骤然提高温箱温度，以免患儿体温突然上升造成不良后果。

(4) 工作人员入箱操作、检查、接触患儿前必须洗手，以防感染。

(5) 应随时观察使用效果，如发现温箱报警信号，应及时查找原因，妥善处理。

(6) 温箱除每天消毒外，每周应更换1次；机箱下面的空气净化垫应每月清洗1次，若已破损则应更换；患儿出箱后应进行终末消毒处理。

(杨婷莉)

实训九　蓝光照射技术

【目的】

使患儿血液中的间接胆红素氧化分解为水溶性胆红素而随胆汁、尿排出体外，使血清胆红素浓度降低。用于新生儿高胆红素血症辅助治疗。

【准备】

1. 护士准备　了解患儿的诊断、日龄、体重、黄疸的范围和程度，以及血清胆红素检查结果、生命体征、精神反应等资料。预估光疗过程中患儿常见的护理问题。操作前戴墨镜，洗手。

2. 用物准备

(1) 光疗箱：一般采用波长为420～470 nm的蓝色荧光灯最为有效，灯管亮度以160～320 W为宜。分单面和双面光疗箱，灯管与皮肤距离为33～50 cm。

(2) 遮光眼罩、尿布、光疗记录卡等。

3. 患儿准备　患儿入箱前须进行皮肤清洁，禁忌在皮肤上涂粉或油类；剪短指甲，防止抓破皮肤；双眼佩戴遮光眼罩，避免光线损伤视网膜；脱去患儿衣裤，全身裸露，只用尿布遮盖会阴部，男婴注意保护阴囊。

4. 环境准备　室内温湿度适宜，关闭门窗，无对流风。

【操作步骤】

1. 光疗前准备　清洁光疗箱，特别注意清除灯管及反射板的灰尘。箱内湿化器水箱加水至2/3满，接通电源，检查线路及灯管亮度，并使箱温升至患儿适合的温度，相对湿度为55%～65%。

2. 入箱　将患儿裸体放入已预热好的光疗箱（图4-5）中，记录照射开始时间。

3. 光疗　应使患儿皮肤均匀受光，并尽量使身体受到广泛照射，禁止在箱上放置杂物，以免遮挡光线。若使用单面光疗箱一般每2小时更换体位1次，可以仰卧、侧卧、俯卧位交替更换。俯卧位照射时要有专人巡视，以免患儿口鼻受压而影响呼吸。

4. 监测体温和箱温变化　加强巡视，随时监测患儿体温，使体温保持在36～37 ℃为宜，根据体温调节箱温。若光疗时体温上升超过38.5 ℃，要暂停光疗，经处理体温恢复正常后再继续治疗。

5. 观察　观察患儿精神反应、呼吸、脉搏、肌张力及黄疸程度的变化；观察大小便颜色与性状，皮肤有无发红、干燥、皮疹。

6. 输液、哺乳　遵医嘱静脉输液，按需哺乳，两次哺乳之间喂水，保证水分和营养的供给。

7. 出箱　一般光照12～24小时才能使血清胆红素浓度下降，光疗总时间按医嘱执行，一般情况下，血清胆红素浓度<171 μmol/L（10 mg/dL）时可停止光疗。出箱时给患儿穿好衣服，除去眼罩，抱回病床，并做好各项记录。

8. 整理记录　清洁消毒光疗箱，记录出箱时间及灯管使用时间。

【注意事项】

（1）加强巡视，及时清理患儿的呕吐物、汗液、大小便。

（2）光疗过程中患儿出现烦躁、嗜睡、发热、皮疹、呕吐、腹泻及

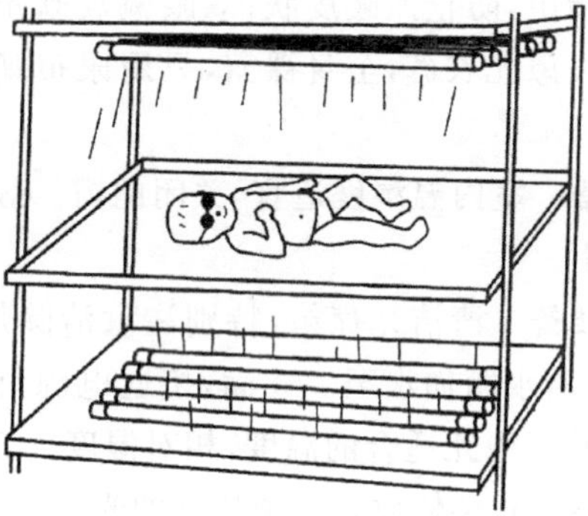

图 4-5 婴儿蓝光照射治疗

脱水等症状时，及时与医生联系，以便检查原因并及时进行处理。

（3）高结合胆红素血症和胆汁淤积患儿接受光照疗法后可出现皮肤、尿液、泪液呈青铜色，表现为婴儿青铜综合征，可能与胆汁淤积、胆红素化学反应产物经胆管排泄障碍有关。应立即停止光疗，症状可在2～3周内逐渐消退。同时积极治疗原发病，密切观察肝功能变化。

（4）保持灯管及反射板清洁，并定时更换灯管。如有灰尘会影响照射效果，每天应清洁灯管及反射板。灯管使用300小时后其灯光能量输出减弱20％，900小时后减弱35％，因此灯管使用1000小时后必须更换。

（5）光疗结束后，做好整机的清洁和消毒工作。

（杨婷莉）

实训十　换血技术

【目的】

换血疗法是患儿严重溶血时抢救生命的重要措施。通过换血可换出致敏红细胞和血清中的免疫抗体，阻止继续溶血；降低血清胆红素浓度，防止胆红素脑病的发生；纠正溶血导致的贫血，防止缺氧及心力衰竭。

【准备】

1. 护士准备　评估患儿身体状况，了解病史、诊断、日龄、体重、生命体征、黄疸等情况；着装整洁，修剪指甲，洗手，戴口罩，穿手术衣。

2. 用物准备

(1) 血源选择：Rh 血型不合时应采用 Rh 血型与母亲相同、ABO 血型与患儿相同的血液，或抗 A、抗 B 效价不高的 O 型血；ABO 血型不合时可用 O 型的红细胞加 AB 型血浆等份混悬液，或用抗 A、抗 B 效价不高（<1∶32）的 O 型血。换血量为 150～180 mL/kg（约为患儿全血量的 2 倍），应尽量选用新鲜血，库血不应超过 3 天。

(2) 药物准备：500 mL 生理盐水 3 瓶、10％葡萄糖酸钙 1 支、100 mL 肝素盐水 1 瓶、20％鱼精蛋白 1 支，并按需要准备急救药物。

(3) 器械准备：无菌换血手术包 1 套、静脉切开包 1 个，5 mL、20 mL、50 mL 注射器各3～5支，弯盘，常规、生化试管数支，换血记录单，心电监护仪 1 台，常规备氧气装置、吸痰器及其他急救设备，根据需要备输液泵或输血泵。

3. 患儿准备　换血前禁食 4 小时或抽空胃内容物，进行静脉输液，术前 30 分钟肌内注射苯巴比妥。

4. 环境准备　应在手术室或经消毒处理的环境中进行，预热辐射保暖床，室温保持在 26～28 ℃。

【操作步骤】

1. 安置体位　患儿仰卧于辐射保暖床上，贴上尿袋，固定四肢，安置心电监护仪。

2. 选择静脉　选择脐静脉或其他较大静脉插管换血，也可选择脐动、静脉或外周动、静脉同步换血。

3. 消毒进针　常规消毒皮肤，铺治疗巾，行外周动、静脉留置套管针，连接三通管，抽血测定胆红素及生化项目、测量静脉压后开始换血。

4. 换血 脐静脉换血以静脉压来决定换血速度，开始以每次10 mL等量进行交换，逐渐增加到每次20 mL，速度控制在2～4 mL/(kg·min)，匀速进行。如采用外周动、静脉同步换血，可用输液泵控制速度。

5. 观察指标 密切观察心率、呼吸、血氧饱和度、血清胆红素、血气及血糖变化，每换血100 mL，监测一次血压变化，并缓慢推注10%葡萄糖酸钙1 mL(用10%葡萄糖溶液稀释)。

6. 拔管结扎 换血完毕配合医生拔管，局部切口注意消毒，结扎缝合后，用纱布压迫固定。

7. 监测记录 监测并记录生命体征、心功能和局部切口情况。

【注意事项】

(1) 严格执行无菌操作，避免感染。

(2) 插管动作轻柔，避免造成静脉壁及内脏损伤；抽血、注血速度均匀；注射器内不能有空气，每次注血时都要抽回血，防止空气栓塞。换血过程中注射器必须经常用含肝素的生理盐水冲洗，防止凝血。

(3) 抽、注血不顺利时，应首先检查插管位置以及是否堵塞，切忌用力推注，以免损伤血管。

(4) 换血过程中应注意患儿的保暖，密切观察全身情况及反应，注意监测皮肤颜色、生命体征，及时处理意外情况。

(5) 详细记录每次出量、入量、累计出入量及用药量。

(6) 如情况稳定，换血6小时后可试喂糖水，若无呕吐可进行正常喂养。

(7) 在换血开始前、术中、换血结束时均抽血送检，进行血清胆红素定量，视需要检查生化项目，以判断换血效果及病情变化。

(8) 换血后继续行蓝光照射治疗。

(杨婷莉)

实训十一 心肺复苏技术

【目的】

使心跳、呼吸骤停者在最短时间内恢复有效循环和呼吸。

【准备】

迅速评估和启动急救医疗服务系统，包括快速评估患儿的反应、呼吸，检查大血管搏动（婴儿触摸肱动脉，儿童触摸颈动脉），10秒内做出判断；迅速评估环境对抢救者和患儿的安全性，决定是否需要心肺复苏。

【操作方法】

《2010美国心脏协会心肺复苏及心血管急救指南》中建议：儿童和婴儿（不包括新生儿）的基础生命支持程序为C—A—B，即胸外按压（C）、开通气道（A）、建立呼吸（B）；新生儿的心搏骤停基本上都是窒息性骤停，所以保留A—B—C复苏程序（按压与通气比为3∶1）。

1. 胸外按压

（1）心前区叩击：年龄较大的患儿在心搏骤停1分钟内可行此法，急救者用拳或者掌根叩击患儿心前区2～3次，以促使心脏恢复搏动。

（2）胸外按压：患儿仰卧于硬板床上，按压深度至少为胸部前后径的1/3（婴儿约4 cm，儿童约5 cm）。每次按压后让胸廓完全回弹，以保证心脏血流的充盈。按压频率为每分钟至少100次。常用的按压方法：①双指按压法：适用于婴儿或者新生儿。急救者一手托住患儿背部，另一手食指和中指置于患儿两乳头连线下方按压胸骨（图4-6）。②双手环抱拇指按压法：适用于婴儿或者新生儿。急救者双手环抱患儿胸部，两拇指重叠或者并列置于胸骨下1/3处，其余手指托住背部，垂直按压胸骨（图4-7）。③单手按压法：适用于儿童。急救者用一手掌根部按压患儿胸部平乳头部（图

4-8)。④双手按压法：适用于年龄较大的儿童。急救者一手重叠放于另一手背上，十指相扣，下方的手指抬起，手掌根部垂直按压患儿胸骨中、下1/3处。

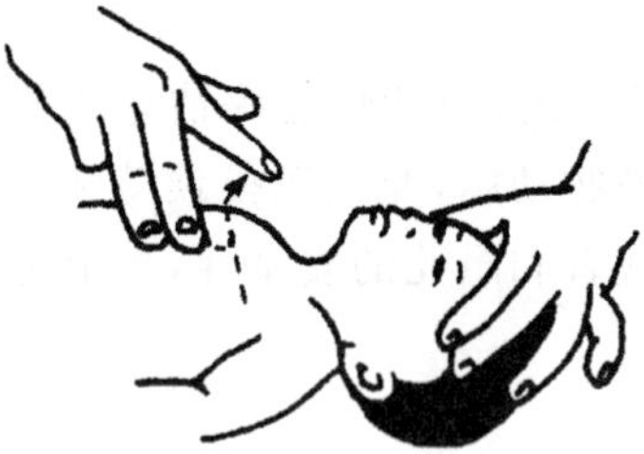

图 4-6　双指按压法

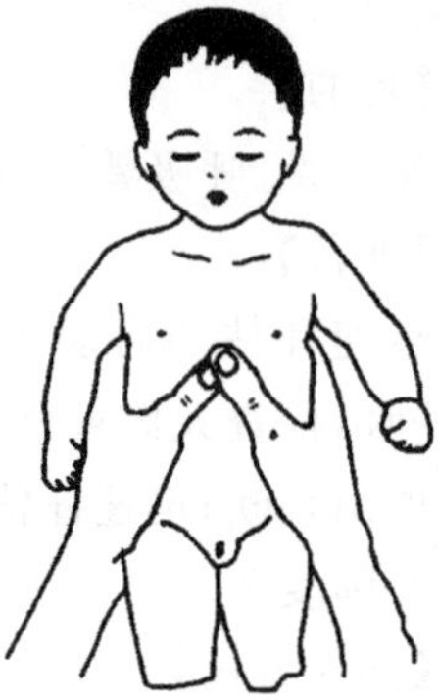

图 4-7　双手环抱拇指按压法

2. 开通气道

(1) 仰头举颏法：急救者一手按压患儿前额，使头后仰，另一手将患儿的口张开，用中、食指放在下颌骨处抬高下颌，伸直颈部，使气道开放(图 4-9)。

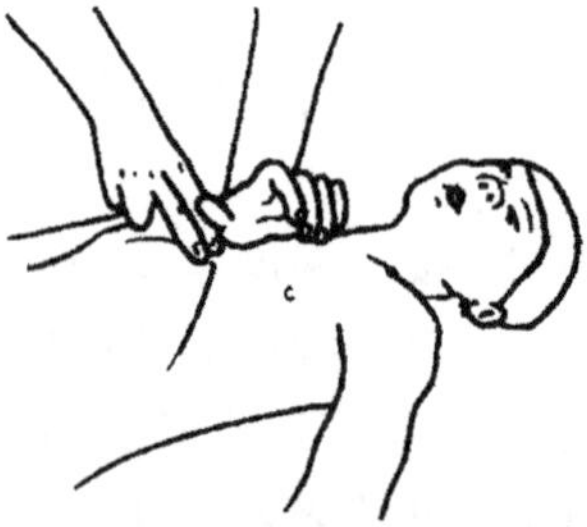

图 4-8　单手按压法

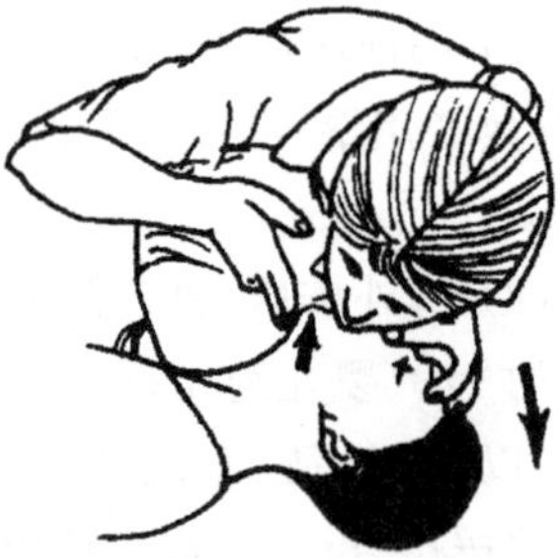

图 4-9　仰头举颏法

(2) 托颌法：适用于疑有颈椎损伤者，急救者双手置于患儿头部两侧，握住下颌角向上托下颌，使头部后仰，下颌角和耳垂连线与地面成30°(婴儿)或者60°(儿童)。

3. 建立呼吸

气道通畅后，患儿可能会出现自主呼吸；如仍无自主呼吸，应采用人工辅助通气。

（1）口对口人工呼吸：急救者深吸一口气后口对口封住，用按压患儿前额的手的拇、食指捏紧鼻孔，进行2次缓慢、有力、匀速的吹气，以患儿胸部稍膨起为宜，随之放松鼻孔，让患儿肺部气体排出。吹气与排气时间比应为1∶2；吹气频率：婴儿30～40次/分、儿童18～20次/分。

（2）复苏气囊面罩通气：选择合适的复苏气囊面罩，急救者一手固定面罩，使其罩住患儿口鼻形成密闭的空间，并保证气道通畅，另一手有节律地按压、放松气囊。

（3）胸外按压与人工呼吸的协调：单人为婴儿和儿童复苏时，胸外按压与人工呼吸的比例为30∶2，若双人复苏则为15∶2。

4. 观察复苏情况　复苏有效的标志：①扪及大动脉搏动；②口唇、甲床等处的颜色转红；③出现自主呼吸；④扩大的瞳孔缩小、对光反射重现；⑤肌张力增强。

【注意事项】

（1）呼吸、心搏骤停一经确定，应争分夺秒积极抢救，必须在4分钟内建立人工循环。

（2）胸外按压的部位要准确，用力要适宜，以防发生骨折或心肺损伤；按压放松时用力的手指抬起，但不离开胸部皮肤。按压应保持连续性，中断时间不得超过5秒。

（3）人工呼吸时，吹气要均匀，不可用力过猛，以免肺泡破裂；观察患儿胸部起伏情况，以了解通气效果。

（杨婷莉）

第五章　妇产科护理

实训一　孕期腹部检查

【目的】

（1）掌握胎心听诊的方法及注意事项。

（2）学会腹部四步触诊的操作方法、不同胎位的胎心听诊部位和正确计数胎心。

（3）能够判断胎产式、胎先露、胎方位、胎先露是否衔接和子宫大小与孕周是否相符。

（4）具有关心、体贴孕妇的职业素养。

【准备】

1. 用物准备　软尺、产科检查床、听诊器或木制听筒，多普勒胎心听诊仪、秒表、孕妇保健手册、笔、洗手液等。

2. 环境准备　室内安静、整洁，注意保暖，用屏风遮挡。

3. 孕妇准备　排空膀胱。

4. 检查者准备　着装规范，洗手、戴口罩，寒冷季节应预热双手。

【操作步骤】

1. 核对解释　核对孕妇姓名，核实孕周，解释检查的目的及操作方法，以取得配合。

2. 安置体位　孕妇仰卧在检查床上，头部稍垫高，松解裤带，充分暴露腹部，两腿略屈、稍分开，使腹部放松。

3. 视诊　注意观察腹形及大小，腹部有无妊娠纹、手术瘢痕和水肿等。

4. 测量宫高、腹围

（1）宫高：用软尺测量耻骨联合上缘到宫底的长度。

（2）腹围：用软尺平脐绕腹部一周。

5. 腹部四步触诊　做前三步检查时，检查者面向孕妇头端，第四步时，检查者面向孕妇足端。

（1）第一步：面向孕妇，双手放于宫底，摸清宫底高度、了解宫底外形，两手指腹交替按压，辨别宫底部为胎儿哪一部分。胎头特征：大、圆、硬、规则、不变形，有浮球感。胎臀特征：小、软、不规则、变形。

（2）第二步：面向孕妇，双手放于子宫两侧壁，指腹交替深按压，了解胎背及胎肢位于母体腹壁哪一侧。其中高低不平、易变形的是胎儿肢体，更易判断。

（3）第三步：面向孕妇，右手拇指与其余四指分开，置于耻骨联合上，握住胎儿先露部，了解胎先露是胎头还是胎臀，并判断是否固定。

（4）第四步：背向孕妇。左、右手分别置于胎儿先露部的两侧，向骨盆入口方向向下深按，再次核对胎儿先露部的诊断是否正确，并确定胎儿先露部入盆的程度。此步骤主要是核对第三步，并确定胎儿先露部入盆的程度，若仍浮动，表示尚未入盆，若已衔接，则胎儿先露部不能被推动。

6. 听诊

（1）嘱孕妇平卧，双腿伸直。

（2）将听诊器或木制听筒或多普勒胎心听诊仪放在孕妇腹壁，在胎心最强部位（胎背侧）进行听诊。枕先露时在脐下右侧或左侧听诊，臀先露时在脐上右侧或左侧听诊，肩先露时在脐部下方听诊最清楚。

（3）听到胎心，同时看表，数 1 分钟，正常胎心呈双音，每分钟 110～160 次。

【操作后处理】

（1）协助孕妇坐起，整理衣物，下床。

(2) 整理用物及检查床，洗手，记录检查结果。

(3) 告知孕妇检查情况、下次产前检查的时间和项目，交代孕期注意事项。

【注意事项】

(1) 关心、尊重、体贴孕妇，协助孕妇上、下检查床，操作应轻柔。

(2) 注意保暖，避免受凉。

(3) 检查者认真、仔细触诊，判断应准确。

(4) 注意辨别胎心的节律和速度，应与脐带杂音、子宫动脉杂音、腹主动脉杂音相鉴别。胎心听诊应听 1 分钟。

(5) 临产后胎心听诊应在宫缩间歇期进行。

(鲁慧玲)

实训二 骨盆外测量

【目的】

(1) 学会骨盆外测量各径线的方法。

(2) 能够判断骨盆外测量的径线值是否正常。

(3) 具有关心、体贴、尊重孕妇的职业素养。

【准备】

1. 用物准备 骨盆测量器、检查床、孕妇保健手册、笔、洗手液等。

2. 环境准备 室内安静、整洁，注意保暖，用屏风遮挡。

3. 孕妇准备 排空膀胱。

4. 检查者准备 着装规范，洗手、戴口罩，寒冷季节应预热双手。

【操作步骤】

1. 核对解释 核对孕妇姓名，核实孕周，解释检查的目的及操作方法，以取得配合。

2. 安置体位 孕妇仰卧在检查床上，暴露腹部和会阴部。

3. 骨盆外测量

(1) 髂棘间径(IS):孕妇伸腿仰卧,量两髂前上棘外缘间的距离。正常值为23～26 cm。

(2) 髂嵴间径(IC):孕妇伸腿仰卧,量两髂嵴外缘间最宽的距离。正常值为25～28 cm。根据IS和IC两径线可以间接推算骨盆入口横径的长度。

(3) 骶耻外径(EC):孕妇取左侧卧位,右腿伸直,左腿屈曲,量第5腰椎棘突下至耻骨联合上缘中点的距离。其中第5腰椎棘突下即髂嵴后连线中点下1.5 cm。正常值为18～20 cm。根据此径线值可间接推测骨盆入口前后径。

(4) 坐骨结节间径(TO):孕妇仰卧,两腿弯曲,双手抱膝,量两坐骨结节内缘的距离。正常值为8.5～9.5 cm。根据此径线值可直接推测骨盆出口横径的长度。

(5) 耻骨弓角度:孕妇取仰卧位,两腿分开略屈曲,双手抱膝,检查者两拇指尖斜着对拢,放在两耻骨降支上,测量两拇指间的角度。正常值为90°,<80°为异常。

【操作后处理】

(1) 协助孕妇坐起,整理衣物,下床。

(2) 整理用物及检查床,洗手,记录检查结果。

(3) 告知孕妇检查情况、下次产前检查的时间和项目,交代孕期注意事项。

【注意事项】

(1) 关心、尊重、体贴孕妇,协助孕妇上、下检查床,操作应轻柔。

(2) 注意保暖,避免受凉。

(3) 各径线测量时要准确寻找体表骨性标志,应采取正确的体位。

(4) 正确握持骨盆测量器。

(5) 记录测量值时,肥胖者应适当减去软组织厚度。

(鲁慧玲)

实训三　接　　产

一、外阴擦洗、消毒

【目的】

(1) 掌握外阴擦洗、消毒的顺序和方法。

(2) 具有关心、体贴、尊重产妇的职业素养。

【准备】

1. 用物准备　处置车1辆、弯盘1个、无菌持物钳1把(置于盛消毒液的锥形杯内)、无菌卵圆钳2把、有盖敷料罐3个(分别盛10%肥皂水棉球、无菌干棉球、0.5%碘伏棉球)、治疗巾或一次性会阴垫、冲洗壶、38～40 ℃的温开水、便盆(或一次性污物袋、污物桶)。

2. 环境准备　产房按手术室的无菌要求标准设置,环境整洁、明亮,调节室内温度为24～26 ℃,相对湿度为55%～65%,必要时用屏风遮挡。

3. 操作者准备　着装规范,洗手、戴口罩。

【操作步骤】

1. 核对解释　核对孕妇姓名,核实孕周,解释外阴擦洗与消毒的目的和过程,以取得配合。

2. 安置体位　嘱产妇排空膀胱,取膀胱截石位,充分暴露会阴部,抬高臀部,铺一次性会阴垫,置便盆(或一次性污物袋、污物桶)于产妇臀下。

3. 外阴备皮

(1) 产妇取仰卧位,两腿屈曲分开。

(2) 擦净外阴分泌物,扑滑石粉。

(3) 戴手套,右手拿备皮刀,左手拇指和食指绷紧皮肤,按顺序剃掉外阴阴毛。

4. 外阴擦洗

(1) 产妇取仰卧位,两腿屈曲分开,用棉球堵好阴道口。

(2) 用肥皂水棉球由内向外、由上到下,按大小阴唇、阴阜、两大腿内上 1/3、会阴、两侧臀部、肛门的顺序依次擦洗。

(3) 用温开水按上述顺序将肥皂水冲净,取出阴道口棉球。

5. 外阴消毒

(1) 用消毒干棉球擦干外阴。

(2) 用卵圆钳夹取 1/1000 的新洁尔灭或碘伏棉球消毒,顺序是尿道口、阴道口、小阴唇、大阴唇、阴阜、两大腿内上 1/3、会阴、两侧臀部、肛门。

(3) 消毒完毕,撤去便盆,整理床铺。

二、接产用物摆放、铺产床

【目的】

(1) 掌握产床用物摆放操作。

(2) 掌握铺产床顺序。

【准备】

1. 用物准备 产床、治疗车 1 辆、无菌产包 1 个(内有双层产单 1 块、大洞巾 1 块、治疗巾 4～6 块、腿套 2 只、手术衣 2 件、大小弯盘各 1 个、止血钳 2 把、脐带剪 1 把、会阴侧切剪 1 把、持针器 1 把、线剪 1 把、有齿镊 1 把、小药杯 2 个、洗耳球 1 个、脐带结扎线或脐带夹、脐带卷 1 个、开口纱布 1 块、带尾纱布 1 条、无菌纱布和棉签若干)、灭菌手套 2 副、弯盘 1 个、气门芯 2 个(或脐带包 1 包),棉签若干、圆缝合针 2 枚、三角缝合针 2 枚、1 号丝线。

2. 环境准备 产房按手术室的无菌要求标准设置,环境整洁、明亮,调节室内温度为 24～26 ℃,相对湿度为 55%～65%,必要时用屏风遮挡。

3. 操作者准备 衣帽整洁,洗手,备齐用物,携至产床旁。接生者按手术常规要求洗手和泡手。

【操作步骤】

1. 核对解释 核对产妇姓名，向产妇解释铺产床的目的、过程和配合时的注意事项，以取得配合。

2. 安置体位 嘱产妇排空膀胱，取膀胱截石位，充分暴露会阴部，抬高臀部，铺一次性会阴垫，置便盆（或一次性污物袋、污物桶）于产妇臀下。

3. 取无菌产包(产床下工作人员做) 检查3M指示胶带及有效期，外包布是否完整无破损、无潮湿，松开系带，打开无菌产包外包布。

4. 打开产包 接生者手消毒后，打开无菌产包内包布。

5. 按规范铺无菌巾

(1) 铺双层产单于产妇臀下：双手取产单两角处，向内折，双手置于折边内，轻轻拉开，嘱产妇抬高臀部，将双层产单平铺于产妇臀下，盖住产床下侧上缘达产妇腰部，手不能接触臀部。

(2) 为产妇套对侧腿套(产妇左腿)：将腿套上口反折，双手置于反折内，嘱产妇轻抬左脚，双手抓住腿套上口顺势套到大腿部，将套好腿套的左脚放在产单上，并叮嘱产妇不能随意挪动，以确保无菌区域不被污染。

(3) 由下向上铺1块治疗巾于产妇腹部。

(4) 同(2)法套近侧腿套(产妇右腿)。

(5) 于宽敞处穿手术衣，戴无菌手套。

(6) 将洞巾的孔洞对准会阴，用手压住孔洞边缘逐层打开，先上后下，先近侧再对侧，盖住下腹部、肛门及双腿。

(7) 将1块治疗巾折成长条状，用于保护会阴，一端向下反折3～5 cm盖住肛门。

6. 整理产台用物 按接生顺序在产台左上角从内到外摆放弯盘、聚血盆、会阴侧切剪、止血钳（其中1把套好2个气门芯）、脐带剪、持针器（夹有带线圆针）、有齿镊、线剪、洗耳球、脐带卷、小药杯（嘱台下工作人员放入消毒碘伏棉球）、纱布、棉签等。产台右下角置1个弯盘，用于放置使用过的器械。注意用物放置合理，符合无菌原则，盖无菌纱布以方便使用。

7. 嘱咐　嘱产妇身体不要随意挪动、手不能伸到无菌区，以确保无菌区域不被污染。

三、接生和保护会阴

【目的】

掌握枕左前位的接产步骤。

【准备】

1. 用物准备　产床、灭菌产包。

2. 环境准备　门窗关闭，房间消毒，温度适中，光线充足。

【操作步骤】

1. 娩出胎头　接生者站于产妇右侧。待胎头拨露、阴唇后联合紧张、会阴膨隆变薄时，在会阴部垫1块消毒治疗巾，右肘支在产床上，右手拇指与其余四指分开，用手掌大鱼际顶住会阴部，下肢前弓后蹬步(肘关节垂直，身体重心在右肘关节上)，宫缩时用力向内上方托压，宫缩间歇右手稍放松，以免压迫过久引起会阴水肿；同时在胎头拨露时用左手小鱼际轻轻下压胎头枕部，协助胎头俯屈；当胎头枕骨在耻骨弓下露出时，左手应按分娩机制协助胎头仰伸，右手继续保护会阴。此时，嘱产妇张口哈气解除腹压作用，宫缩间歇稍向下屏气，使胎头缓慢娩出。

2. 娩出胎儿　胎头娩出后，右手仍应保护会阴，用左手拇指和其余四指对挤新生儿面部，清理口鼻内的黏液和羊水(首次清理呼吸道)，协助胎头复位及向外旋转，使胎儿双肩径与骨盆出口前后径一致，左手将胎儿颈部向下压，使前肩自耻骨弓下先娩出，再托胎颈处，使后肩缓慢娩出。双肩娩出后，右手方可放松，最后双手协助胎体及下肢相继以侧位娩出。

3. 新生儿处理

(1) 记录娩出时间，擦干皮肤、保暖。

(2) 再次清理呼吸道：用洗耳球吸出新生儿口咽及鼻腔的黏液与羊水(先吸口腔再吸鼻腔)，同时进行 Apgar 评分。

4. 断脐 左手拿起脐带，右手拇指和食指轻轻将脐带血向胎儿方向捋挤；将已套有气门芯胶管的止血钳距脐带根部 0.5 cm 处钳夹，于止血钳上方 0.5 cm 处剪除多余脐带，提起气门芯胶管上的棉线，将气门芯胶管套于钳夹部位下方的脐根部，取下止血钳。2 个气门芯不可套在同一水平，气门芯间隔 0.5 cm。检查脐带断端有无活动性出血，用纱布包住脐带，挤出脐带断端残余血液（结扎无误断端呈苍白色）。换无菌纱布包裹脐带根部，用棉签蘸 5%碘伏或 20%高锰酸钾溶液消毒脐带断面（药液不可接触新生儿皮肤，以免发生皮肤灼伤）。待脐带断面干燥后，用无菌开口纱布包裹脐带，再用脐带卷环绕新生儿腰部包扎固定。

5. 新生儿辨认及称重

（1）左手食、中、环指分开拿起新生儿下肢，右手掌托住新生儿头颈部，暴露生殖器，让产妇看后回答新生儿性别。

（2）先轻轻放头于婴儿秤上，右手慢慢撤开，左手缓慢将新生儿躯体及下肢平稳放于婴儿秤上（注意右手不能污染）。

6. 新生儿其他处理 测体重，量身长、头围、胸围，查体，将新生儿双足及其母右手大拇指印盖在新生儿病历上。

【注意事项】

（1）严格执行无菌操作，关爱新生儿，动作轻柔。

（2）用丝线结扎时应扎紧脐带，防止出血，但要避免用力过猛，以免造成脐带断裂。

（3）消毒脐带断面时要注意保护脐带根部周围皮肤，切勿使高浓度药液接触新生儿皮肤，以免灼伤。

四、助娩胎盘

【目的】

（1）掌握协助胎盘娩出的方法。

（2）掌握胎盘剥离的征象。

（3）学会胎盘检查的方法。

【准备】

1. 用物准备　分娩模型、产包。

2. 环境准备　门窗关闭，房间消毒，温度适中，光线充足。

【操作步骤】

1. 观察胎盘剥离征象　确认胎盘已经剥离。

2. 娩出胎盘　确认胎盘剥离后，左手握住宫底并按压，右手轻拉脐带；当胎盘娩出至阴道口时，双手捧住胎盘，向一个方向旋转，协助娩出胎盘。操作时注意观察胎盘剥离征象，待胎盘完全剥离后再助娩。

3. 检查胎盘胎膜　将胎盘铺平，先检查胎盘母体面的胎盘小叶有无缺损；后将胎盘提起，检查胎膜是否完整，再检查胎盘胎儿面边缘有无血管断裂，能及时发现副胎盘。

4. 按摩子宫　胎盘娩出后，按摩子宫以减少出血，按摩时必须全面、有力、均匀，观察出血量不得超过 300 mL。

5. 整理用物　按消毒技术规范要求处理用物，垃圾分类处理。

6. 记录　记录胎盘、胎膜娩出情况。

（鲁慧玲）

实训四　妇科检查

【目的】

（1）能够根据需要做好用物准备。

（2）掌握妇科检查的注意事项和各项检查过程中的护理配合要点。

（3）具有关心、尊重、体贴患者和保护患者隐私的职业素养。

【操作准备】

1. 用物准备　妇科检查床、阴道窥器 1 个、无菌持物筒 1 个、无菌持物钳或镊子 1 把、无菌罐 2 个（内含棉球若干、无菌纱布若干）、无菌长棉签若干、宫颈刮板、玻片、小试管 1 支、试管架 1 个、消毒液、液体石蜡或肥皂水、生理盐水、一次性会阴垫 1 块、无菌手套、洗手液等。

2. 环境准备 检查床整洁、干净、隐蔽、温暖。

3. 患者准备 排空膀胱、直肠，脱下一条裤腿，上妇科检查床，臀下垫一次性会阴垫。

4. 操作者准备 工作服穿戴整齐，戴口罩，洗净双手，修剪指甲，站于对侧。

【操作步骤】

1. 核对解释 核对患者姓名、床号、医嘱，评估病情及月经史、阴道流血等情况；解释妇科检查的目的、方法及可能出现的不适，以取得配合。

2. 安置体位 指导患者取膀胱截石位，充分暴露会阴部。

3. 检查方法 检查者戴无菌手套，按下列步骤依次进行检查。

(1) 外阴部检查：主要通过视诊。观察外阴的发育，有无损伤、充血、畸形、水肿、溃疡、赘生物或肿块，皮肤、黏膜色泽及质地，阴毛分布，阴阜、大小阴唇、会阴、前庭大腺、处女膜形态及有无阴道壁膨出、子宫脱垂及尿失禁。

(2) 阴道窥器检查：左手拇指和食指分开小阴唇，右手持前端涂有肥皂水或液体石蜡的阴道窥器，斜45°、沿阴道后壁放入，边推进边转平窥器，逐渐张开两叶，暴露宫颈、阴道壁、阴道穹窿部。观察阴道壁色泽、白带、宫颈情况；如需要取标本，则固定窥器后做相关操作。检查完毕后，合拢窥器两叶沿阴道侧后壁缓慢取出，放入污物桶。

(3) 阴道触诊：右手食、中二指缓慢深入阴道，探查阴道深度、弹性、通畅度及有无畸形、瘢痕、结节或肿块；后进行穹窿部触摸，探其有无饱满及触痛、宫颈位置、硬度、有无接触性出血及宫颈抬举痛。

(4) 双合诊。

① 检查子宫：右手食、中二指伸入，放于宫颈后唇，向前、向上用力；左手除拇指外四指放于腹部正中脐耻之间，指腹向后、向下用力，两手合力，方向相对，查清子宫位置、大小、形态、软硬度、活动度及有无压痛。适宜已婚妇女。

② 检查附件：右手食、中二指移到右侧穹窿，向前、向上用力；左手除拇指外其余四指移到右髂区，指腹向后、向下用力，两手合力，方向相对，检查右附件区有无压痛、增厚及包块。如触及包块，应注意位置、大小、质地、活动度、有无凹凸不平、有无压痛及与子宫的关系。检查时正常输卵管不能触及，卵巢偶尔可触及。同法检查左侧附件。

(5) 三合诊：右手食指放于宫颈后唇，向前、向上用力，右手中指经肛门放于直肠前壁或左右穹窿，向前、向上用力；左手除拇指外其余四指指腹放在腹部正中或左右髂区，向后、向下用力，三力合作，方向相对，扪清后位子宫、子宫后壁、直肠子宫陷凹、宫骶韧带、盆腔后部和直肠及附件区病变，弥补双合诊的不足。

(6) 肛腹诊：右手食指经肛门放于直肠前壁，向前、向上有力；左手除拇指外其余四指指腹放在腹部正中或左右髂区，向后、向下用力，两手合力，方向相对，检查盆腔情况。未婚、阴道闭锁、不宜进行双合诊及三合诊的患者可进行此检查。但本检查因检查效果欠佳，常被B超代替。

【注意事项】

(1) 态度和蔼，语言亲切，检查动作轻柔，注意保护患者隐私。

(2) 检查前嘱患者先排尿(必要时导尿)，如有大便秘结可先排便或灌肠。

(3) 应有良好的光线，以自然光最好，并备有照明设备。

(4) 协助老年人上、下床，避免摔伤。

(5) 为防止交叉感染，所用器械应严格消毒，臀垫应一次性使用。

(6) 月经期避免检查。若为阴道异常流血必须检查时，应消毒外阴，使用无菌手套及器械，以防发生感染。

(7) 无性生活史者，应行直肠-腹部双合诊，如必须进行阴道检查，应征得患者及其家属同意，用一指伸入阴道内扪诊。

(8) 男医生检查时，应有一名女护士在场，以减轻患者紧张心理，避免引起不必要的误会。

(鲁慧玲)

第六章　急危重症护理

实训一　心肺复苏(成人,2015年版)

【目的】

掌握成人心肺复苏的基本操作。

【准备】

治疗车,治疗盘,弯盘,心肺复苏板,舌钳,开口器,纱布块,手电筒,血压计,心电图机,除颤仪。

【操作步骤】

1. 判断有无意识　轻拍患者肩部大声呼叫,如无反应即可判断为意识丧失,启动下一步。判断时间＜10秒,勿剧烈摇晃和过多搬动患者。

2. 呼救　就近呼叫身边人群请求帮助,如在院外应同时拨打当地的120急救电话启动EMSS。

3. 安置复苏体位　①患者体位:取下床头挡板,应在患者背下垫心脏按压板,院外应卧于硬板或平地上。使患者仰面向上,头颈部应与躯干始终保持在同一个纵轴上,松解衣物暴露颈、胸、腹部。②操作者体位:站立或双膝跪于患者一侧。

4. 判断脉搏　用食指和中指并拢,触及患者环状软骨向一侧滑行至胸锁乳突肌凹陷处,检查有无动脉搏动,同时注意判断呼吸。若无搏动或不能确定,均视为大动脉搏动消失,立即进行下一步。注意判断时间＜10秒。

5. 胸外心脏按压　①部位:胸骨中、下1/3交界处(双乳头连线的正中点)。②手法:双掌及掌根重叠十指紧扣,手指不接触胸壁,掌根固定在胸骨按压点且始终不离开胸壁,上臂及肩部挺直绷紧呈一直线，双肩位于患者胸骨按压点正上方，以髋关节为支点用上半身腰背肌力量下压。③力度：患者胸骨下陷 5～6 cm。④频率：100～120 次/分，按压与放松时间相等。⑤按压/通气比：成人为 30∶2。注意按压间断时间不超过 10 秒。

6. 开放气道 ①清理口咽鼻的污物、呕吐物及活动性义齿。②仰头举颏法开放气道，疑为颈椎骨折者用双手托颌法。

7. 口对口人工呼吸 用一手压前额，另一手的拇、食指捏紧患者鼻孔，正常吸气后，用口唇严密包住患者口部，向患者口内吹气，每次吹气时间大于 1 秒，避免吹气过猛，吹气量为每次 500～600 mL，见胸廓抬起为有效指征，然后救护者抬头换气，同时放松捏鼻孔的手指，观察患者胸廓是否弹性回缩呼出气体。连续吹气 2 次。吹气时按压暂停，如已建立人工气道给予呼吸时，不用停止胸外按压，呼吸频率成人为 10～12 次/分。如在方法正确的前提下，连续 2 次吹气看不到胸廓起伏，要考虑异物梗阻并做相应处理。

8. 5 个循环后评估 每行 5 个按压/通气周期（或 2 分钟）后，评估 1 次大动脉搏动（如为双人复苏应同时交换体位），如未恢复再重新进行 5 个循环，直至 120 急救人员及设备到达现场。注意应尽早同时行心脏电除颤。

9. 整理 如患者恢复，安置恢复体位，整理床单位，清理用物，尽快给予高级生命支持。

（向阳）

实训二 多功能生命体征监护仪的使用

【目的】

（1）掌握多功能生命体征监护仪的功能。

（2）学会规范使用多功能生命体征监护仪。

【准备】

治疗车，多功能生命体征监护仪，电极片，电源插线，棉签（含

75%乙醇)。

【操作步骤】

1. 安置体位 仪器置于床旁,查对,解释,使患者取平卧位或半卧位。

2. 连线开机 将导联线与监护仪的心电、呼吸监护模块连接,接通稳压电源,开机,仪器自检。

3. 按需连接各监护导联线

(1) 连接心电导联线:用棉签清洁胸部局部皮肤,胸毛长者剃毛。将粘贴式电极片揭去后膜,扣上导联线,贴到患者胸壁的相应部位皮肤上。常用有三个、四个或五个电极,可以按说明书安放电极位置或使用监护导联。如五个电极的连接部位是:RA(白色),右锁骨中线锁骨下;LA(黑色),左锁骨中线锁骨下;LL(红色),左锁骨中线剑突水平处;RL(绿色),右锁骨中线剑突水平处;V(棕色),胸骨左缘第4肋间。位置选择的原则是:选择P波显示好、QRS波振幅>0.5 mV的导联,便于紧急除颤和四肢活动,不易脱落,避开伤口。心电监护导联一般选择较清楚的Ⅱ导联。注意定期更换电极片和粘贴位置,观察皮肤,防止皮肤过敏糜烂。

(2) 血压计袖带:排尽袖带中气体后缠到患者一侧上臂,袖带下缘置于肘窝上2~3 cm处,气囊感应点压在肱动脉上,袖带松紧以能放入一手指为准。启动无创测压键,测量首次血压。注意:定期放松、更换部位,避免不必要的频繁充气;成人与儿童袖带不能混用,并按时更换清洗消毒;怀疑检测值误差时应与手测值比较观察。

(3) 血氧饱和度监测探头:用棉签清洁指甲,把血氧饱和度监测探头安放在患者手指上,指夹(套)完全夹(套)住手指末端,感应光源在甲床一侧。操作时注意:强光有干扰,应避光;应与血压计袖带分两臂放置;定期更换部位以防指端长期受压影响血液循环。嘱患者及家属勿随意摘取指夹,易碎防脱落。染指甲、CO中毒、皮肤黄染、色素沉着、体温过低、血压低于50 mmHg等均会影响监测读数。

(4) 体温监测探头:测量皮温时将探头用胶布固定于腋下、颈部或大腿内侧,测量深部温度时将探头置于肛门或鼻咽部。

4. 选取监测项目　根据患者情况和监测需要合理选取监测项目,设置报警界限及报警音量。

5. 观察仪器　观察仪器工作情况,是否出现呼吸、心电图、血氧饱和度、血压波形及数值显示。

6. 整理嘱咐　整理患者衣服,协助患者取舒适体位,盖好被褥,告知患者或家属不要随意摘除各连接导线。

7. 监测数值　严密监测记录患者生命体征各项参数变化,及时排除故障和处理异常情况。

8. 停用心电监护　待患者病情稳定后,遵医嘱关机,断开电源,依次撤除心电导联线、血压计袖带、血氧饱和度监测探头、体温监测探头、电源线并分别整理好,用纱布擦净粘贴电极处的皮肤,协助患者穿好衣服,整理床单位。洗手,记录停用时间。

(向阳)

实训三　电除颤仪操作

【目的】

(1) 掌握心脏电除颤仪的功能。

(2) 学会规范使用心脏电除颤仪。

【准备】

除颤仪(带电极板或除颤电极片)、导电糊或生理盐水纱布、心电监测导联线、电源插线、急救药品。

【操作步骤】

1. 安置患者　将仪器置于患者旁,立即将患者去枕平卧于木板或绝缘床上,检查并去除导电物质,松解衣扣暴露胸部。

2. 评估　开机,监测患者心电示波,评估意识和心电示波是否有心室颤动或心室扑动,若心室颤动为细颤时,可遵医嘱给予肾上腺素适量静脉注射，使细颤转为粗颤，以提高心室颤动阈值。

3. 选择能量 转动能量选择旋钮到所需要的能量值。非同步除颤：适用于心室颤动（或心室扑动），成人单相为200～360 J（第一次 200 J、第二次 300 J、第三次 360 J，最大不超过 360 J）；双相为150～200 J（第一次 150 J、第二次 150 J、第三次 200 J）。同步除颤：适应证及能量值分别是心房颤动 100～150 J，心房扑动 50～100 J，室上性心动过速 100～150 J，室性心动过速 100～200 J。

4. 涂抹导电介质 取下两个电极板，确认电极板与除颤仪连接，在电极板上均匀涂抹导电糊或裹生理盐水纱布（也可选用粘贴式电极片）。

5. 放置电极板 将两个电极板分别置于患者心尖和心底部。心尖部：患者左乳头外侧（第 4～5 肋间与腋中线的交点）。心底部：胸骨右缘第 2～3 肋间。两个电极板之间距离不要小于 10 cm，用较大压力使电极板与胸壁紧密接触，以减少电阻和肺容量，保证除颤效果和防止皮肤电灼伤。如患者有植入性的起搏器，应避开至少 10 cm。

6. 充电 按下除颤电极板或控制板上的充电按钮进行充电，充电蜂鸣声响直到达到所要的能量水平，除颤仪提示充电完成。

7. 除颤电击 操作者双臂伸直，使自身离开床沿，除颤前确定除颤部位无潮湿，没有人员与患者有身体接触和其他可能形成电流回路的路径，再高声提醒他人离开患者，双手同时按除颤电极板手柄上或控制板上的放电按钮放电。动作应迅速、准确。

8. 观察记录 放电后观察心电示波屏的变化以了解除颤效果，并做好记录，必要时增加能量再次除颤。心室颤动时应与心肺复苏同时交替进行以提高复苏成功率。

9. 整理用物 操作完毕，将其能量选择位置转到关闭，清洁患者皮肤和电极板上的导电糊。定期进行除颤仪的电池保养和检查其性能，定点放置，使其处于完好备用状态。

（向阳）

实训四　呼吸机的应用

【目的】

（1）掌握呼吸机的功能。

（2）学会规范使用呼吸机。

【准备】

1. 供气装置　由空气压缩机（提供高压空气）、氧气供给装置或氧气瓶（提供高压氧气）和空气、氧气混合装置组成（主要提供给患者吸入氧浓度为21％～100％的高含氧气体）。

2. 控制装置　呼吸机1台（由计算机对设置参数及实测值进行智能化处理，通过控制器发出不同指令来控制各传感器、呼出阀、吸气阀，满足患者呼吸的要求），检查呼吸机的各部件是否完好。

3. 患者气路　由螺纹管道、湿化瓶、集水器、过滤器、Y形接头等组成。

4. 其他　扳手、模肺、听诊器、电源。

【操作步骤】

1. 上机前准备

（1）床旁备好吸痰装置、监护仪、急救车。

（2）选择合适的呼吸机管路，正确连接。

（3）连接压缩空气及氧气接头，检查电源及接通电源线，开机，开机顺序为氧气供给装置—空气压缩机—主机，机器自检。

（4）接上模肺，检查呼吸机各部件工作性能是否正常，各管道连接是否紧密、有无漏气，各附件是否齐全，确认呼吸机正常工作。

（5）选择通气模式和适当的供气压、呼吸频率及比值、氧浓度，设置呼吸机参数及呼吸监测报警参数。

（6）向湿化瓶内加蒸馏水至水位线，打开湿化器开关，如需设置湿化温度，调节湿化温度在32～37 ℃。

（7）核对，解释。

2. 上机配合

（1）协助医生建立人工气道，气囊充气。呼吸机与患者的连接方式有紧闭面罩、气管插管、气管切开置管。

（2）确认呼吸机正常工作后，取下模肺，将Y形接头与患者气管导管（套管）接头紧密连接好，固定好管道，以防脱落，开始机械通气。

（3）听诊双肺呼吸音是否对称，查看患者胸廓起伏是否良好，再次检查氧气、管道、套囊有无漏气。

（4）协助患者取舒适体位，整理床单位，清理用物，洗手、记录。

3. 上机后监护

（1）加强气道护理，保证气道通畅，包括定时翻身、拍背、吸痰、湿化。

（2）始终保持集水瓶在低位，及时倾倒管内积水和向湿化瓶内添加无菌蒸馏水，湿化器温度控制在32～37℃。

（3）气管插管和气管切开置管的监护：测量并记录气管插管外露长度，插管的位置应妥善固定。为防止插管压迫咽后壁致局部损伤，头部应后仰，每1～2小时转动1次头部。气管切开后用支架固定导管，金属外套管1周更换1次，内套管1天更换消毒2次；每隔4～8小时监测1次气管插管和气管切开管上的气囊压力或释放气囊内的气体（每次放气时间约为5分钟）。

（4）监测 SpO_2、血气分析及患者的生命体征变化，观察呼吸机运行状况，重视报警信号，及时检查并处理异常情况，按医嘱随时调节参数并记录。

（5）牙垫、螺纹接头、吸痰用物每天更换，压缩机上的过滤网每天冲洗，螺纹管道每周更换。

（6）抬高床头30°～40°，做好各项生活护理及心理护理，保证水分、营养供给，观察和预防肺部感染等并发症。

（7）定时消毒室内空气，防止交叉感染，控制室内适宜的温湿度。

4. 撤机

(1) 停机指征：意识清楚，自主呼吸节律、频率、血气正常等。

(2) 停机步骤：向患者解释→使用同步间歇指令通气、持续气道正压模式→吸痰→气管插管内吸氧及湿化→间断停机→拔管。

(3) 关机顺序：关呼吸机→关湿化器→关氧气供给装置、压缩空气机→拆下呼吸机管道。

(4) 呼吸机的消毒：拆下呼吸机管道在 1000 mg/L 的含氯消毒液内浸泡 0.5～1 小时后拿出，以清水冲净晾干待用，呼吸机身用消毒液纱布擦拭干净，过滤器及发热导丝用气体消毒。

(5) 整理床单位，洗手、记录，密切观察患者气道和呼吸情况，注意有无声音嘶哑、鼻咽喉黏膜水肿溃疡、会厌和会厌下水肿、呼吸困难等并发症。

(向阳)

参考文献

［1］ 周春美，陈焕芬．基础护理技术［M］．北京：人民卫生出版社，2016．

［2］ 程玉莲，余安汇．护理学基础［M］．北京：人民卫生出版社，2016．

［3］ 周春美，张连辉．基础护理学［M］．3版．北京：人民卫生出版社，2013．

［4］ 李小寒，尚少梅．基础护理学［M］．6版．北京：人民卫生出版社，2017．

［5］ 李小寒．基础护理学［M］．5版．北京：人民卫生出版社，2014．

［6］ 冯忠贤．护理学基础［M］．北京：人民卫生出版社，2016．

［7］ 陈桂芝．护理学基础［M］．北京：人民卫生出版社，2018．

［8］ 蒋琪霞．压疮护理学［M］．北京：人民卫生出版社，2014．

［9］ 王泠．2014版国际《压疮预防和治疗：临床实践指南》解读［J］．中国护理管理，2016，16(5)：577-580．

［10］ 蒋琪霞．成人压疮预测和预防实践指南［M］．南京：东南大学出版社，2009．

［11］ 胡爱玲．现代伤口与肠造口临床护理实践［M］．北京：中国协和医科大学出版社，2010．

［12］ 福建省护理质量控制中心．静脉治疗护理技术操作标准化程序［M］．北京：化学工业出版社，2017．

［13］ 吕探云．健康评估［M］．北京：人民卫生出版社，2001．

［14］ 刘成玉．健康评估［M］．3版．北京：人民卫生出版社，2014．

［15］ 胡月琴．健康评估［M］．北京：人民卫生出版社，2016．

［16］ 陈文彬，潘祥林．诊断学［M］．7版．北京：人民卫生出版

社,2008.

[17] 李建军.诊断学实训教程[M].西安:西安交通大学出版社,2016.

[18] 张玉兰.儿科护理学[M].北京:人民卫生出版社,2013.

[19] 陈海花.儿科护士规范操作指南[M].北京:中国医药科技出版社,2016.

[20] 张玉兰,卢敏芳.儿科护理[M].北京:人民卫生出版社,2016.

[21] 崔焱.儿科护理学[M].6版.北京:人民卫生出版社,2017.

[22] 李淑文,王丽君.妇产科护理学[M].北京:人民卫生出版社,2017.

[23] 郭艳春,王玉蓉.助产学[M].北京:人民卫生出版社,2017.

[24] 付春菊,余咏,郝宝莲.护士临床实习手册[M].西安:第四军医大学,2010.

[25] 郭书琴,王叙德.外科护理[M].北京:人民卫生出版社,2016.

[26] 狄树亭,万紫旭.急危重症护理学[M].北京:人民卫生出版社,2016.